Für unsere Söhne Veverin und Vitus. Und in Gedenken an unseren Opa Hans, der sein Leben lang Sport über alles liebte!

BISHER ERSCHIENEN:

Wie Tiere denken und fühlen

Wie Tiere sprechen und wie wir sie besser verstehen

Die spannende Welt der Viren und Bakterien

So ernähren wir uns richtig

Bewegung macht dich stark!

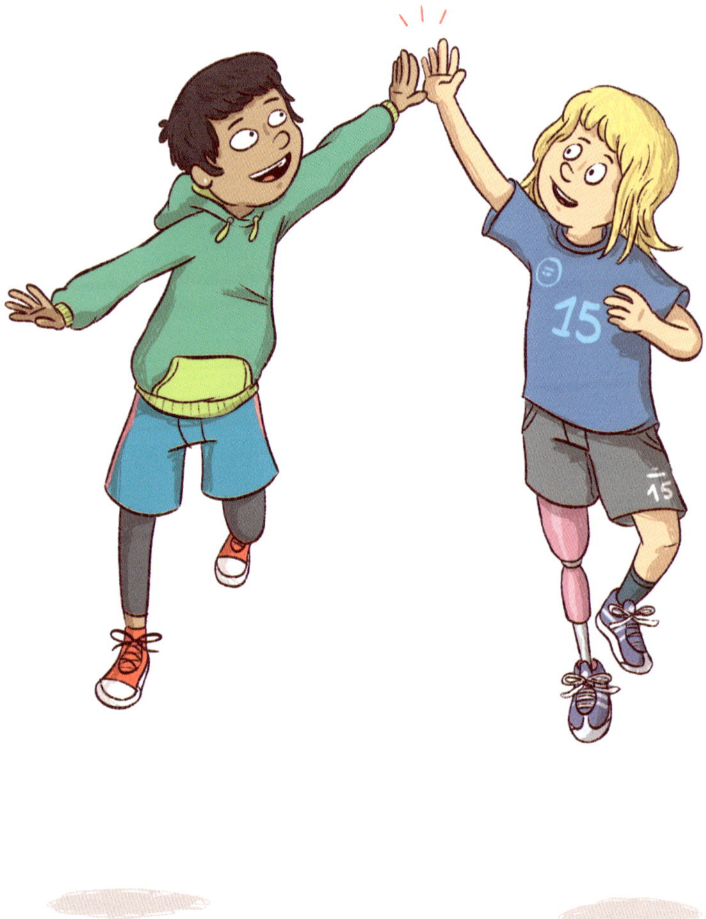

KARSTEN BRENSING
KATRIN LINKE

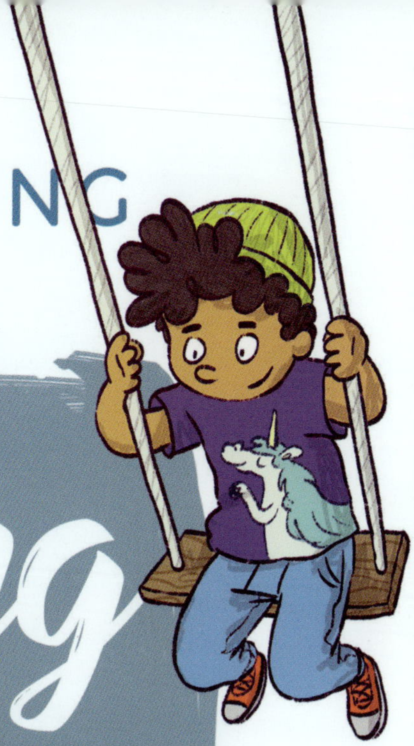

Bewegung MACHT DICH stark!

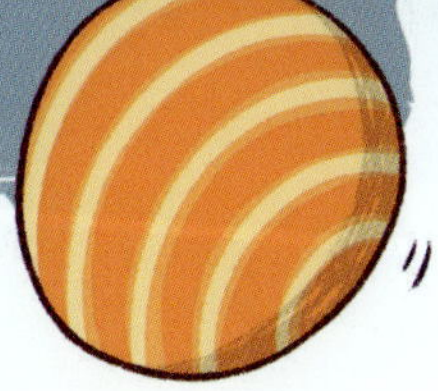

Loewe

INHALT

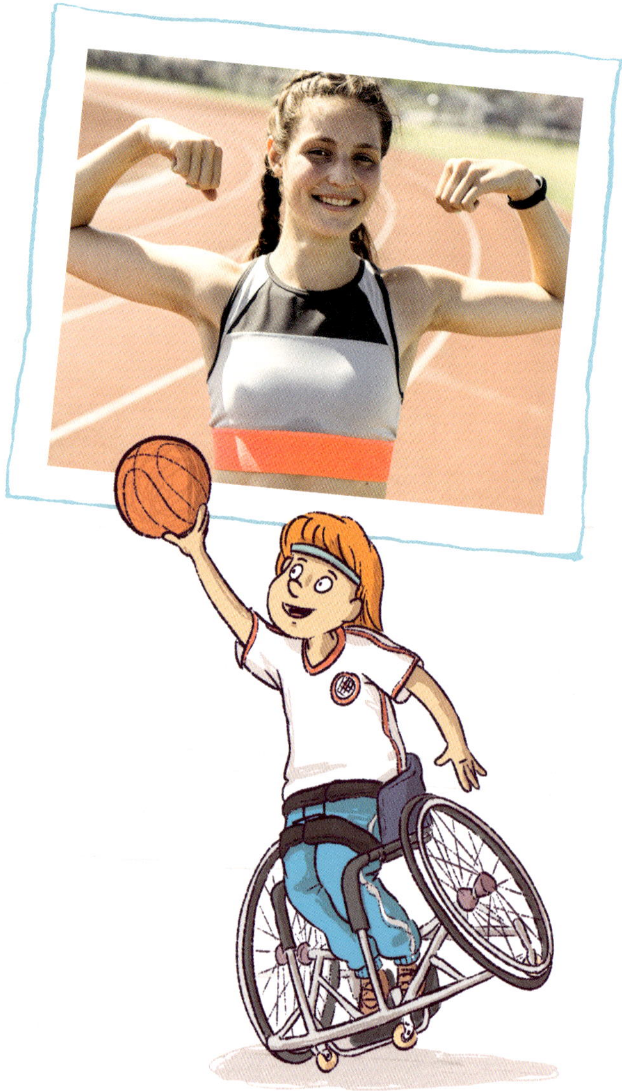

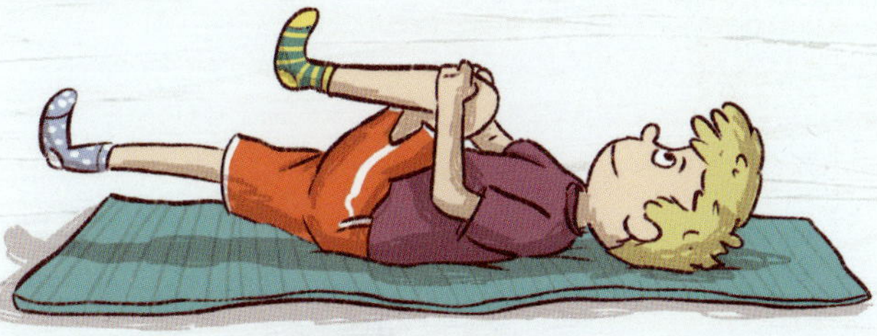

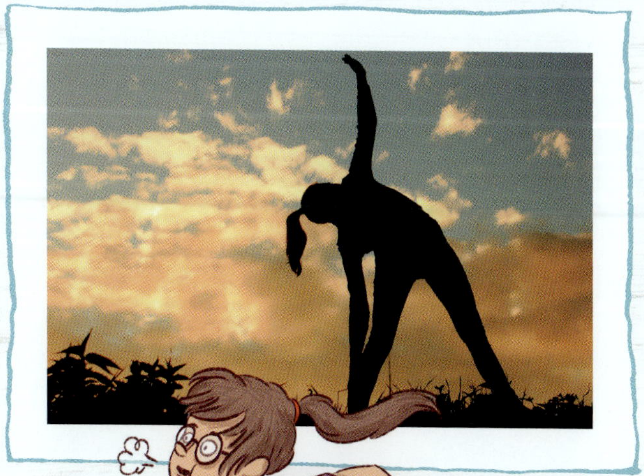

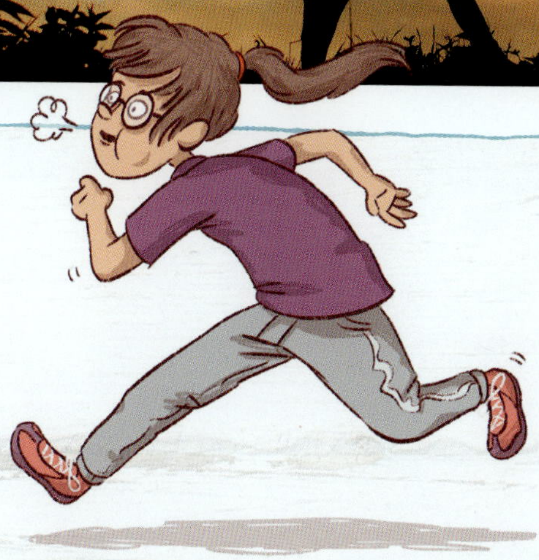

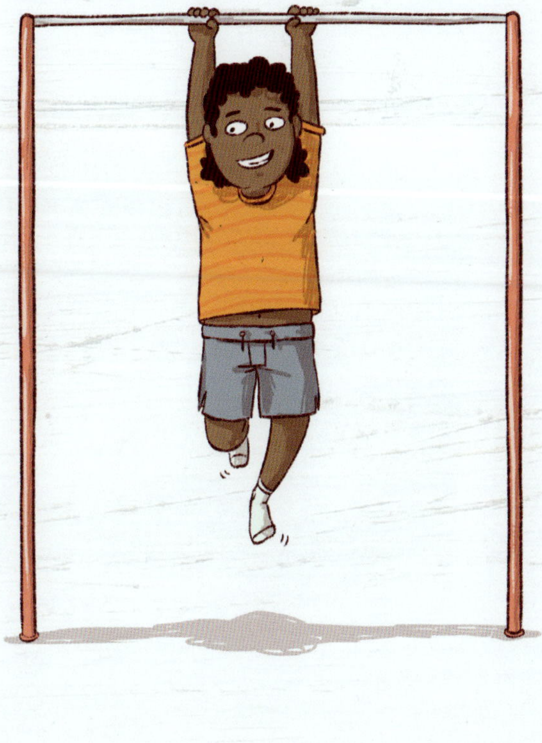

LIEBE*R LESER*IN,

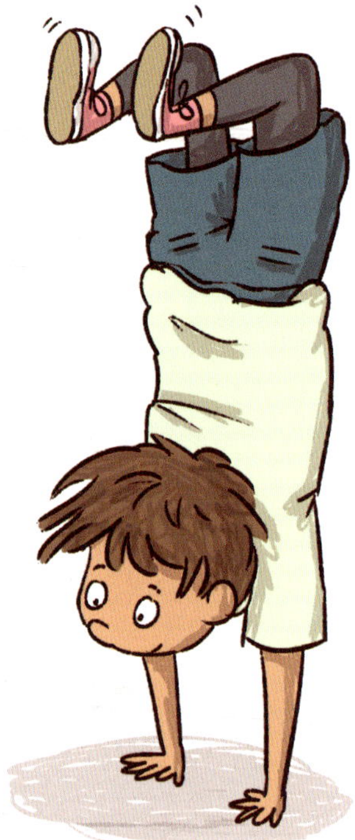

stell dir dieses Buch wie den Bauplan eines Hauses vor und lass uns gemeinsam die Grundmauern errichten. Genauso wie bei einem Haus kannst du manche Dinge bloß am Anfang machen. Hast du in der Grundmauer Türen und Fenster vergessen, ist das später nur schwer oder gar nicht zu ändern. Mit deiner körperlichen Entwicklung ist es ganz ähnlich: Dein Körper und dein Gehirn werden in deiner Kindheit und Jugend gebaut und wenn du es zu dieser Zeit verpasst, die richtigen Reize und Anregungen zu geben, wirst du später eingeschränkt leben müssen.

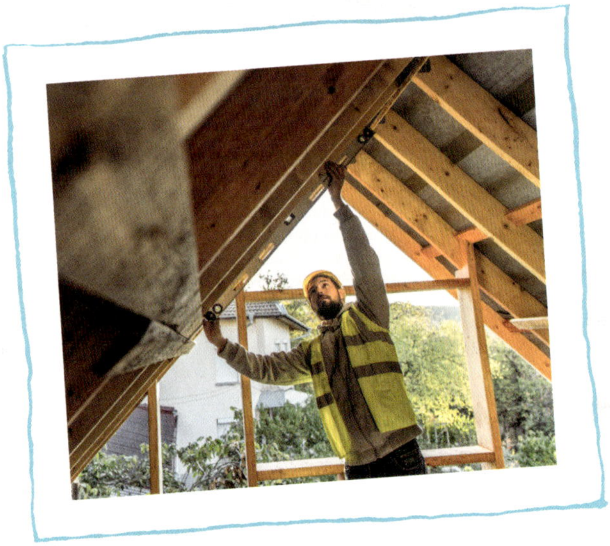

Es geht in diesem Buch aber nicht nur um Bewegung und Sport, es geht auch um dein Gehirn. Jede*r weiß, dass Bewegung gut und gesund ist, aber nicht allen macht Sport auch Spaß. Wer sich zum Sport zwingen muss, wird sich weniger bewegen als jemand, der dabei Freude empfindet. Wie viel du dich bewegst, hängt also unmittelbar von deinen Gedanken und Gefühlen ab. In diesem Buch lernst du ein paar Tricks, mit denen du dein Gehirn auf Bewegung programmieren kannst.

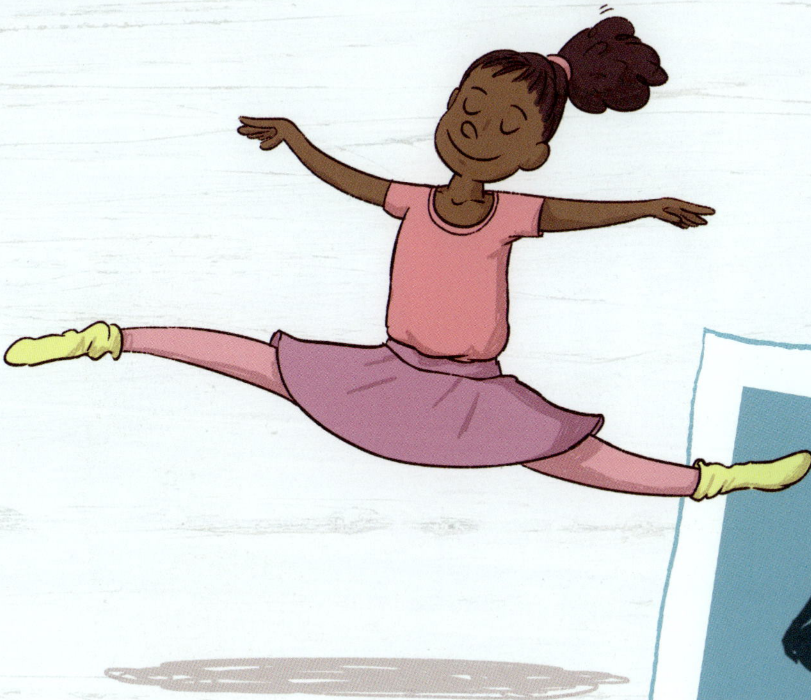

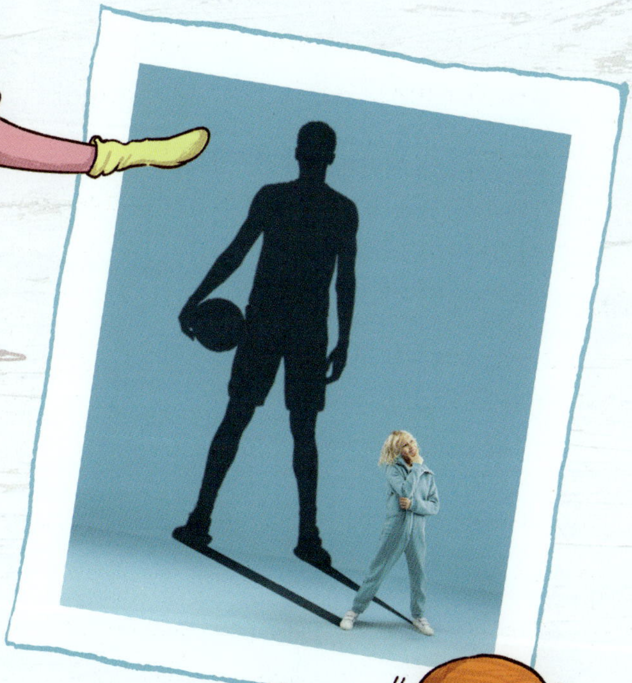

Du kannst es dir vermutlich nur schwer vorstellen (und was später kommt, ist dir vielleicht auch noch egal), aber keine Sorge: Alles, was du hier erfährst, macht Spaß und wird dir Freude bereiten. Manche Dinge in diesem Buch werden dich sogar für den Rest deines Lebens begleiten. Deswegen ist das Buch nicht nur für dein aktuelles Ich, sondern auch für dein Ich in der Zukunft, für dich als Erwachsene*r.

Viel Spaß beim Lesen!
Deine Katrin & dein Karsten

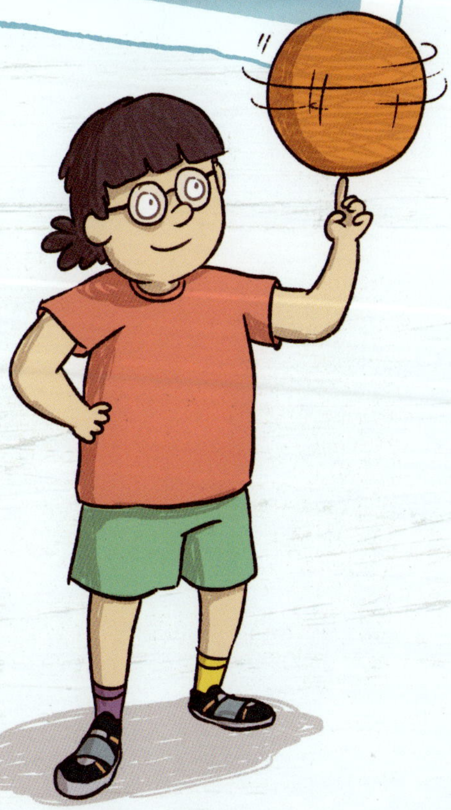

DAS TIER IN DIR

Seit Millionen von Jahren wird an der Konstruktion deines Körpers gearbeitet.

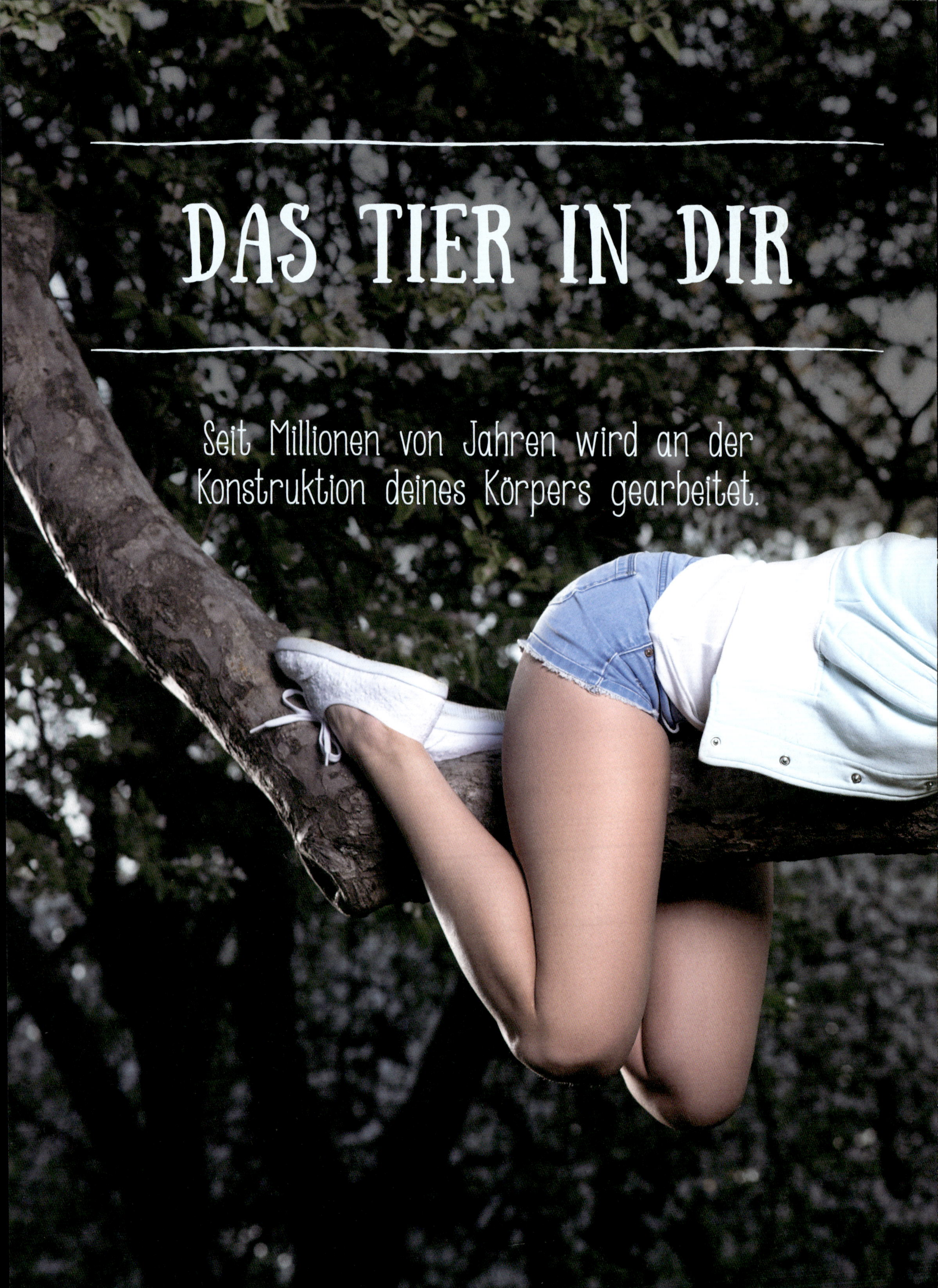

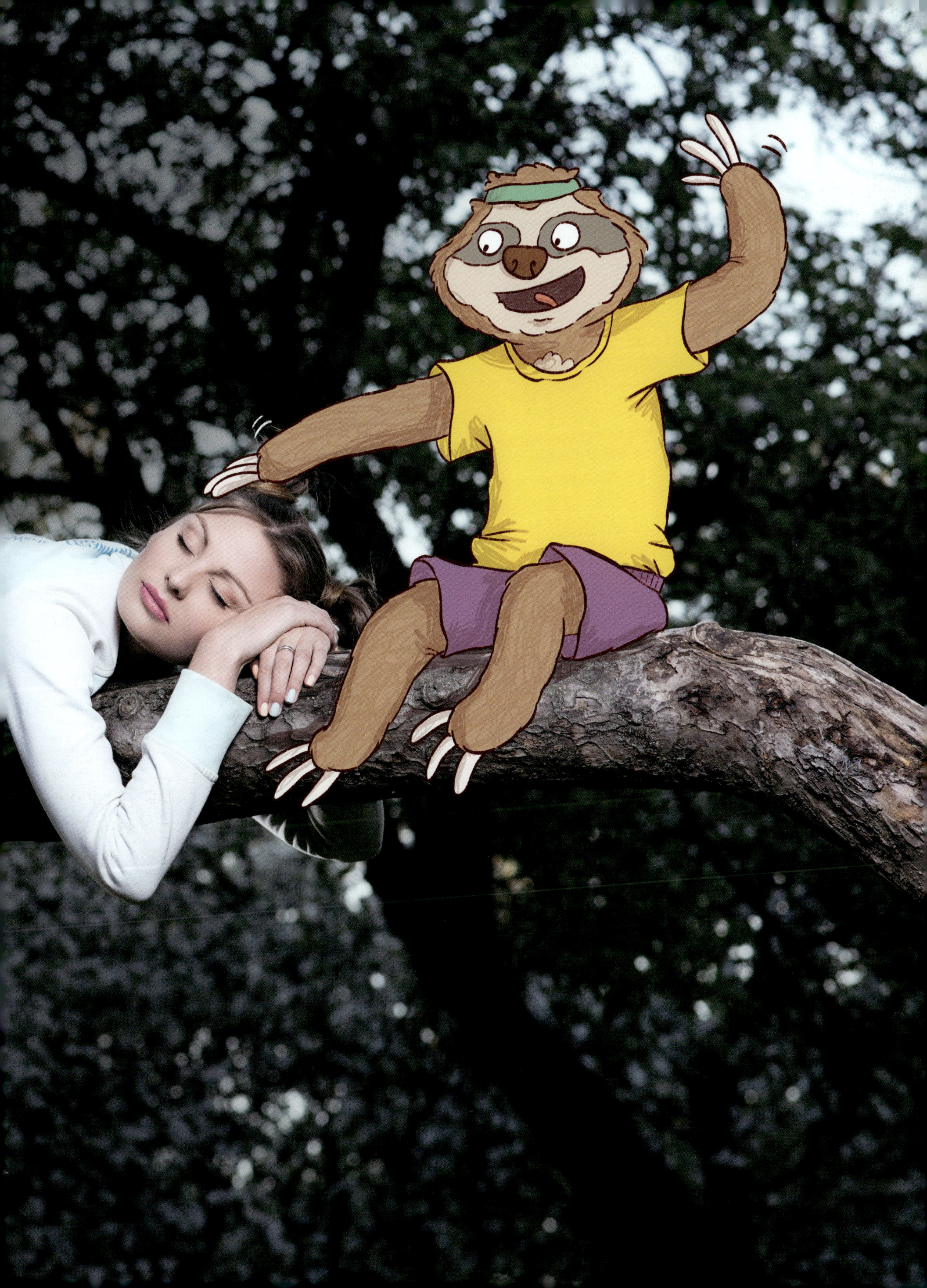

SIND WIR FAULTIERE?

Was wir mit Faultieren gemein haben

Es ist Nachmittag und du müsstest eigentlich zum Training, doch nach einem anstrengenden Schultag kannst du dich einfach nicht aufraffen? So ging es auch uns beim Schwimmtraining. Doch wenn wir erst mal im Wasser waren, hatten wir jede Menge Spaß. Und danach waren wir richtig glücklich! Kein Wunder, denn Bewegung tut uns gut. Trotzdem: In uns allen steckt auch ein kleines Faultier.

Tatsächlich hat der Mensch einige Gemeinsamkeiten mit den putzigen Tieren: Faultiere und Menschen sind Säugetiere. Faultiere leben, wie es auch unsere menschlichen Vorfahr*innen taten, auf Bäumen. Faultiere und Menschen haben den aufrechten Gang entwickelt.

Moment mal: Hängen Faultiere nicht bewegungslos in Bäumen herum? Das ist richtig, aber nur für die Faultiere von heute. Die Vorfahren der heutigen Faultiere sind nämlich, genau wie unsere Vorfahr*innen, von den Bäumen heruntergekommen und auf zwei Beinen gelaufen.

Das haben sie nicht nur zum Spaß gemacht! Auf zwei Beinen zu laufen hat nämlich viele Vorteile: Die Augen sind weit oben und so hat man einen guten Überblick, kann Feinde und Nahrung schon vom Weiten sehen. Außerdem kann man prima in Bäume greifen, um sich etwas zu essen zu besorgen.

Doch der vielleicht größte Vorteil war, dass sie auf zwei Beinen viel weiter laufen konnten. Ihr aufrechter Gang ermöglichte es ihnen, mit wenig Energie große Strecken zu überwinden und so neue Nahrungsquellen zu erschließen.

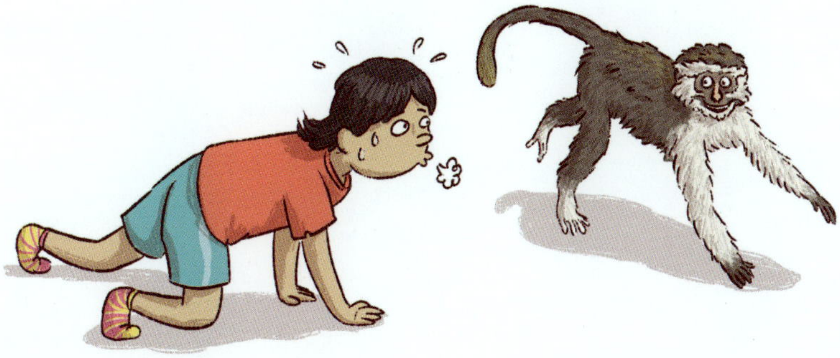

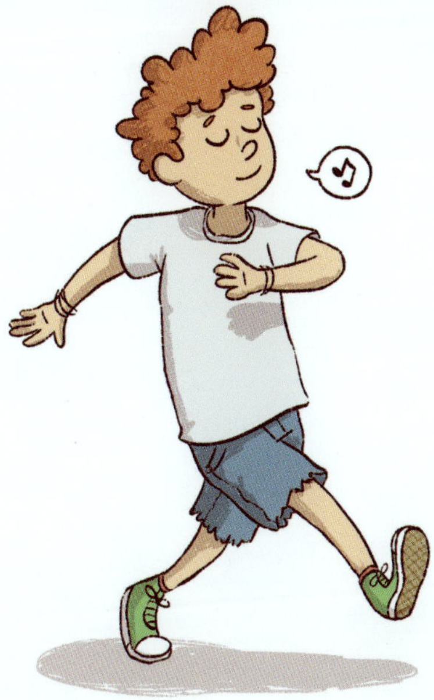

Leider ist das Gehen auf zwei Beinen eine ziemlich wacklige Angelegenheit, denn es muss ein hoch gelegenes Gewicht auf zwei dünnen Stelzen balanciert werden. Der Ingenieur Manoj Srinivasan erforscht die menschliche Bewegung und spricht sogar davon, dass wir gar nicht gehen, sondern mit jedem Schritt nach vorne fallen und uns dann geschickt abfangen, um mit dem nächsten Schritt erneut nach vorne zu stolpern. Für den Sportmediziner Professor Seidel aus Weimar ist der aufrechte Gang eher eine Pendelbewegung vom linken zum rechten Bein und wieder zurück.

Aber egal, wie du es dir vorstellst: Fest steht, dass die Fortbewegung auf zwei Beinen gar nicht so leicht ist. So ist es auch nicht verwunderlich, dass du als Baby zuerst auf allen vieren gekrabbelt bist und erst später begonnen hast, dich aufzurichten und zu gehen. Bis du schließlich perfekt laufen konntest, musstest du viel üben. Doch dazu mehr im nächsten Kapitel.

Zurück zum Thema Energiesparen. In der Natur ist alles darauf ausgerichtet, möglichst wenig Energie zu verbrauchen. Denn für Energie braucht man Nahrung und man weiß nie, wann es das nächste Essen gibt. Energie zu sparen ist somit überlebenswichtig.

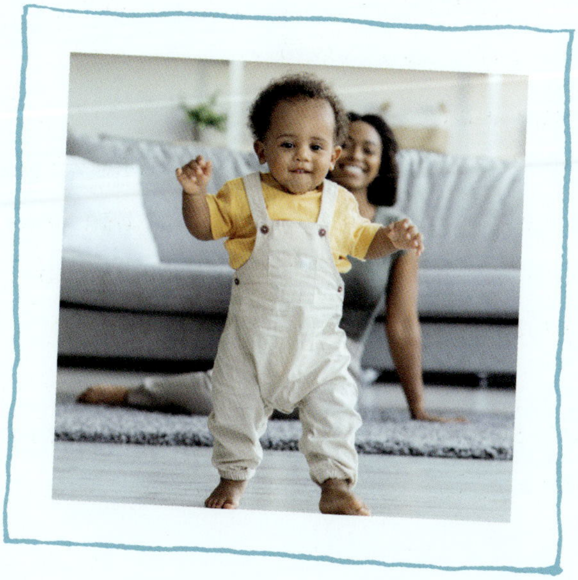

Das Gleichgewicht zu halten ist gar nicht so einfach.

Die Faultiere von heute haben es dabei zur Meisterschaft gebracht und verbrauchen nur etwa halb so viel Energie wie ein ähnlich großes Säugetier. Der Trick: Sie essen überwiegend Blätter. Blätter haben zwar viel weniger Energie als beispielsweise Früchte, aber ein Baum trägt viele davon und so müssen sich Faultiere kaum bewegen.

Ganz im Gegensatz zu uns: Unsere Vorfahr*innen mussten sich viel bewegen, um von einer Nahrungsquelle zur nächsten zu gelangen, und so wurden wir abhängig von Bewegung. Für viele Prozesse in unserem Körper brauchen wir die Bewegung, um gesund zu bleiben. Unser Körper ist somit immer hin- und hergerissen zwischen Bewegung und Energiesparen.

Doch woher wissen wir, was unser Körper gerade braucht? Dafür gibt es Steuerungsmechanismen, die lange vor der Entwicklung des Menschen entstanden sind. Mensch und Tier funktionieren dabei ganz ähnlich.

So gibt es **Steuerungsmechanismen** für unsere Grundbedürfnisse: Unser Herzschlag und unsere Atmung werden zum Beispiel vollständig **autonom** gesteuert, d. h., wir bekommen davon überhaupt nichts mit, müssen uns darum nicht kümmern.

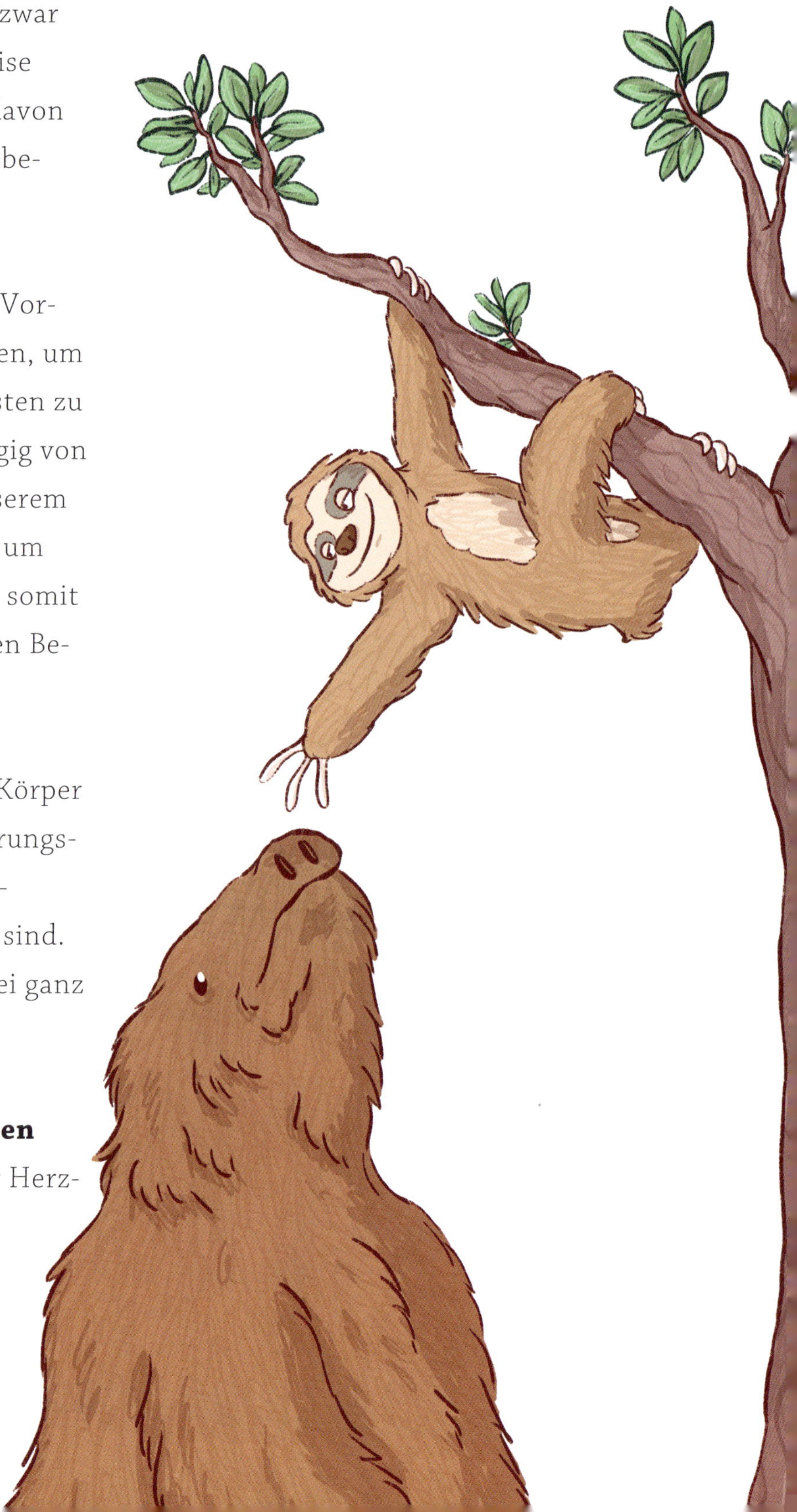

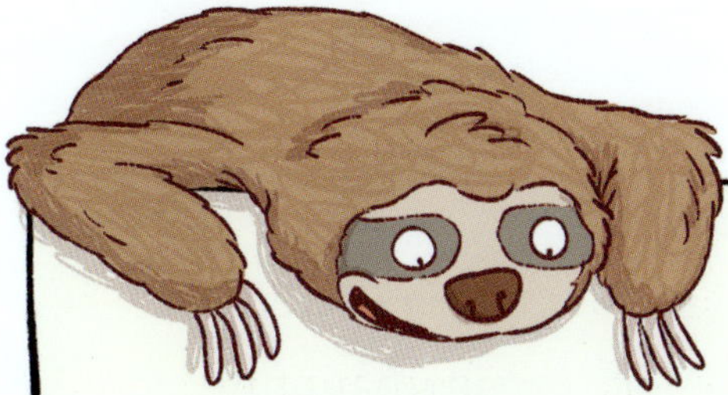

INFOKASTEN

Riesenfaultiere

Früher gab es verschiedene Arten von Riesenfaultieren. Der vermutlich beeindruckendste Vertreter in dieser Familie war *Eremotherium eomigrans* – ein elefantengroßes Tier, das viele Millionen Jahre lang aufrecht auf zwei Beinen durch Amerika wanderte. Vor etwa 11.000 Jahren starben die Riesenfaultiere in Nordamerika und etwa 500 Jahre später auch in Südamerika aus. Dieser Zeitpunkt fällt mit der Besiedlung Amerikas durch den Menschen zusammen und so glauben viele Forscher*innen, dass wir die Riesenfaultiere aufgegessen haben.

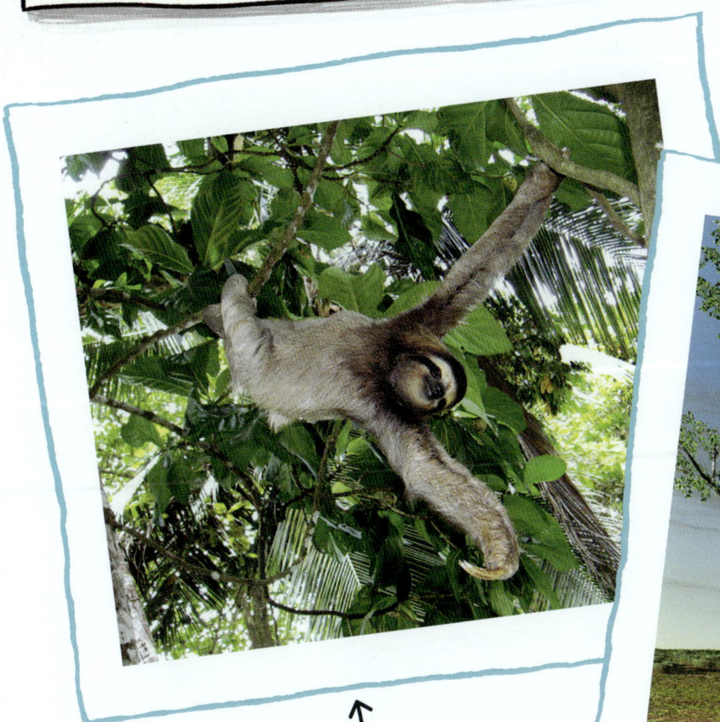

Faultiere sind gar nicht so faul.

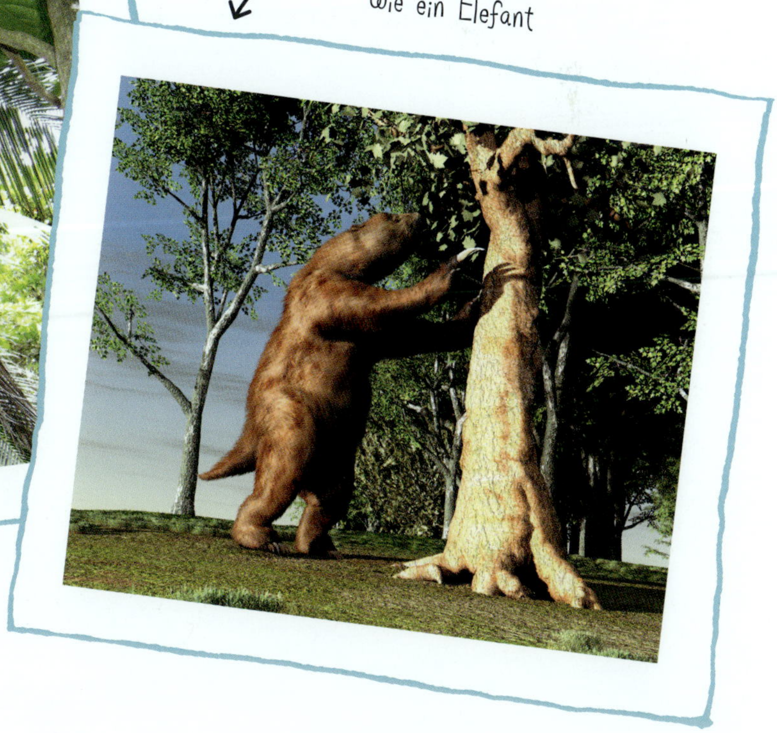

Faultier, so groß wie ein Elefant

Andere Grundbedürfnisse wie Essen und Schlafen sind ein bisschen komplizierter. Zum Beispiel gibt es **Hormone**, die uns müde machen. Diese **chemischen Botenstoffe** werden in einem täglichen Rhythmus produziert und programmieren deinen ganzen Körper auf Schlafen.

Hast du schon einmal auf einer Reise eine Zeitverschiebung erlebt? Dein Körper wird müder und müder, doch an deinem Reiseziel ist noch helllichter Tag. Dein körpereigener Rhythmus kommt völlig durcheinander und vielleicht hast du sogar Kopfschmerzen. So etwas nennt man Jetlag (siehe Infokasten).

Ein anderes Beispiel: Wenn unser Körper wahrnimmt, dass er zu wenig Energie oder Wasser hat, bekommen wir Hunger oder Durst. Das kann sogar richtig wehtun und so sind wir hoch motiviert, zu trinken oder zu essen.

Hunger, Durst und Müdigkeit – das alles sind Gefühle, die sich im Verlauf der Evolution entwickelt haben. Ihr Zweck ist es, Tiere so zu steuern, dass sie Dinge tun, die gut für sie sind.

Sport und Bewegung hingegen sind keine Grundbedürfnisse und deshalb bekommen wir von unserem Körper auch keine so deutlichen Signale. Der Hunger kann uns zwar dazu anregen, uns zu bewegen, aber um etwas zu essen, müssen wir meist nur zum Kühlschrank und das bringt uns kaum außer Puste.

Das Problem: Obwohl Bewegung und Sport gut für uns sind und jeder Mensch sie braucht, um gesund zu leben, gibt es keinen deutlichen inneren Reiz, der das Faultier in uns in Bewegung bringt. Also müssen wir uns selbst darum kümmern. Wir müssen es wollen und unserem Körper bewusst sagen: Beweg dich! Wie das gelingt, verraten wir im Kapitel ***Selbstkontrolle – du bist der Chef.***

Dein inneres Faultier, das dich davon abhält, Sport zu treiben, ist ein uralter und wichtiger **Mechanismus**, der uns und andere Tiere überleben lässt, denn er spart Energie. Warum solltest du dich auch bewegen, wenn du satt bist und es dir gut geht? Das ist doch Energieverschwendung! Und vielleicht wirst du vor der Tür gefressen oder verletzt dich aus Versehen?

An dieser Stelle kannst du dich also beruhigt zurücklehnen und es dir gemütlich machen. Du machst alles richtig – du sparst Energie. Am besten legst du auch gleich das Buch zur Seite und dich ins Bett, denn womöglich kommen nun ein paar Argumente dafür, genau das Gegenteil zu tun. Vielleicht liest du also doch besser weiter.

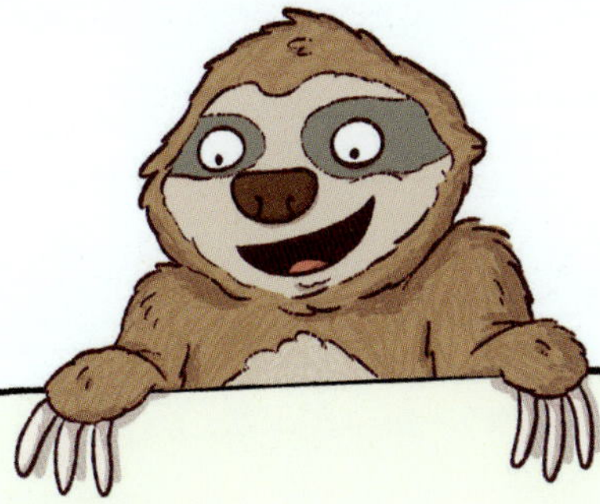

INFOKASTEN

Dein **Tag-Nacht-Rhythmus** wird durch das Hormon Melatonin gesteuert. Je mehr Melatonin, desto müder wirst du. Wenn du zum Beispiel nach New York reist, verschiebt sich die Tageszeit um sechs Stunden. Wenn es bei uns 22 Uhr ist und du hundemüde bist, ist es dort erst 16 Uhr und taghell. Trotzdem glaubt dein Körper, es sei bereits 22 Uhr und macht dich müde, damit du am nächsten Morgen ausgeschlafen bist. Dein Körper passt sich aber langsam an die neue Zeit an, etwa eine Stunde pro Tag. Diese Anpassung wird durch Licht gesteuert. Daher lässt dich künstliches Licht von Handy und Co. am Abend später einschlafen. Mehr zum Thema im Kapitel *Die Magie des Schlafens*.

Melatonin und Schlaf

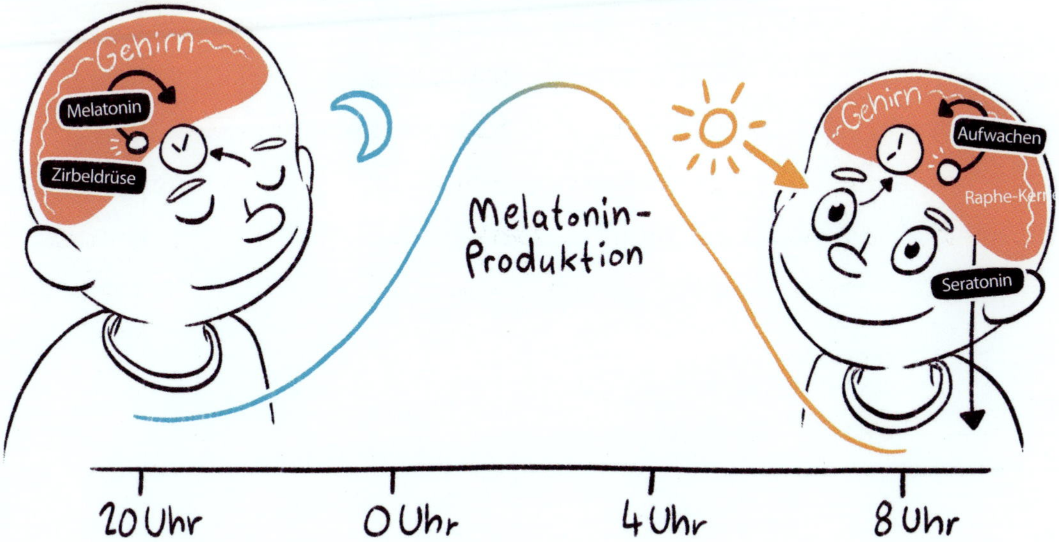

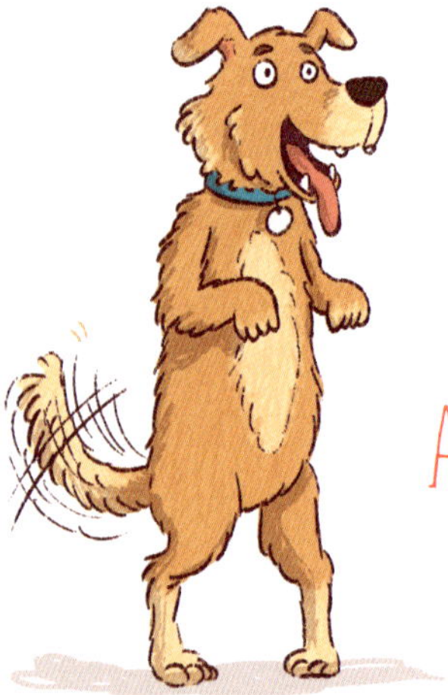

IM GLEICHGEWICHT

Auf zwei Beinen ist es gar nicht leicht

Vor einiger Zeit erzählte uns eine Freundin, sie würde sich nicht trauen, rückwärts einen Berg hinunterzugehen. Sie sprach dabei nicht von einem steilen Berg, sondern es ging lediglich um einen leichten Hang auf einer Wiese. Das überraschte uns sehr, denn wir würden gar nicht darüber nachdenken, sondern einfach rückwärtslaufen und den Rest unser **Kleinhirn** erledigen lassen.

Doch so selbstverständlich, wie es uns und vielleicht auch dir erscheinen mag, ist diese Aufgabe überhaupt nicht: Denn unser Kleinhirn, das unsere feinen Bewegungen steuert, muss diese Fähigkeit erst mühsam lernen und trainieren. Und selbst wenn wir einen guten Gleichgewichtssinn besitzen, müssen wir ihn immer wieder nutzen. Tun wir es nicht, verlieren wir ihn nach und nach.

Wir sind die einzige Tierart auf unserem Planeten, die ausschließlich auf zwei Beinen geht. Darauf müssen wir nicht besonders stolz sein, denn der aufrechte Gang ist kein Erfolgsmodell. Wäre unsere Art der Fortbewegung sinnvoll, gäbe es viel mehr Tiere, die das auch so machen würden.

Im Vergleich zu Schimpansen, unseren nahen Verwandten, ist der aufrechte Gang zwar schneller und spart Energie, aber gegenüber einem Pferd oder Hund sind wir hoffnungslos unterlegen.

Hinzu kommt noch unser hoher Schwerpunkt. Er sorgt dafür, dass wir schneller umfallen oder leicht umgeschubst werden können. Stürze sind übrigens nach Verkehrsunfällen die häufigste unfallbedingte Todesursache.

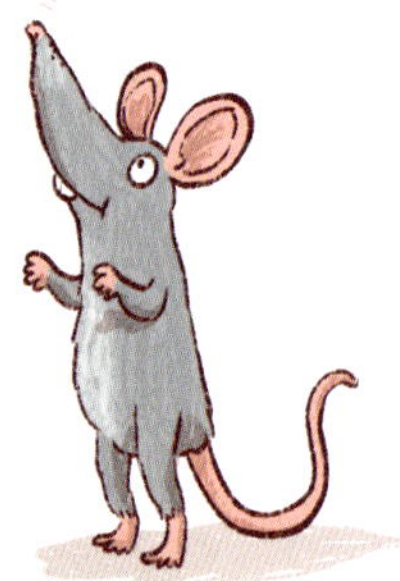

Bedenkt man all das, sind wir eigentlich eine Fehlkonstruktion. Trotzdem hat sich der aufrechte Gang für uns bewährt. Den Fehler in der **Konstruktion** gleicht unser Kleinhirn mit besonders viel Training und Rechenpower aus.

Damit haben wir auch gleich einen guten Grund, warum es eben nicht sinnvoll ist, Energie zu sparen und sich nicht zu bewegen: Ohne permanente Bewegung und immer wiederkehrende Herausforderungen für unser Kleinhirn und unseren Gleichgewichtssinn fallen wir leichter hin und verletzen uns.

Vielleicht denkst du: Ach, das betrifft mich nicht. Doch für uns alle als Menschheit wird es langsam problematisch: Wir bewegen uns zu wenig und das hat Folgen.

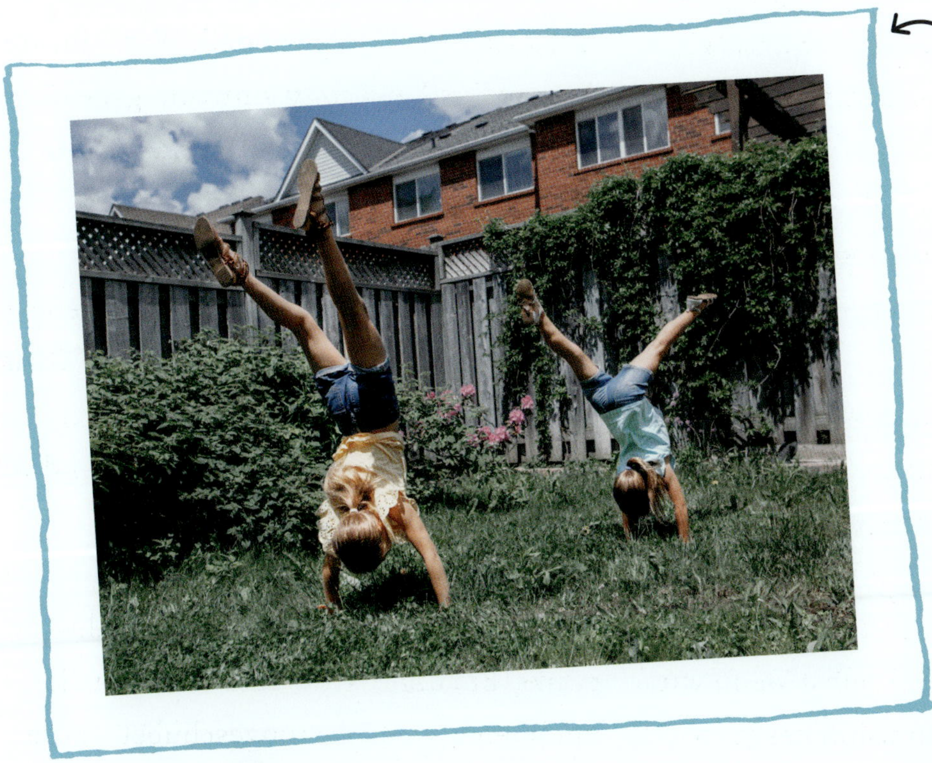

Versuche doch mal, ein Rad zu schlagen, einen Kopfstand zu machen und 30 Sekunden mit geschlossenen Augen auf einem Bein zu stehen.
Hat es geklappt?
All diese Übungen sind für einen gesunden Menschen überhaupt kein Problem. Wenn doch, ist der Körper nur bedingt funktionsfähig und vermutlich mangelt es dir an Bewegung und körperlicher Herausforderung.

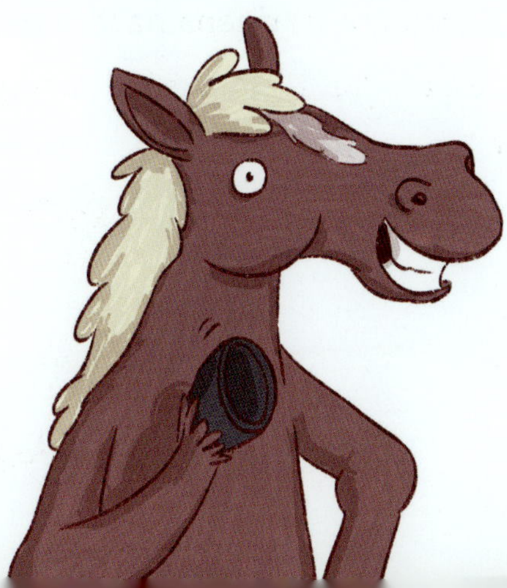

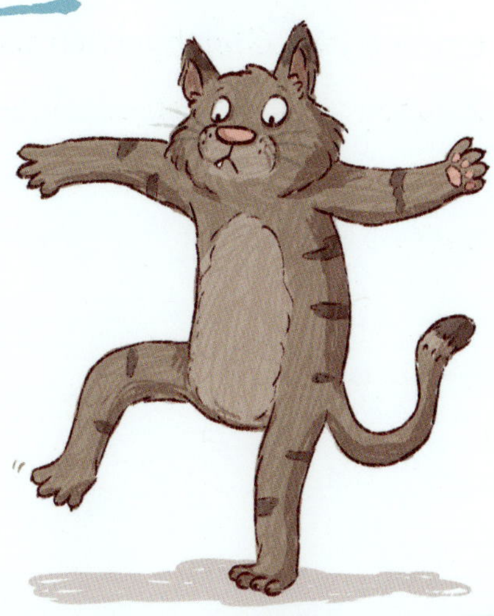

Die Weltgesundheitsorganisation hat herausgefunden, dass 2017 doppelt so viele Stürze zum Tod führten als noch im Jahr 1990. Natürlich sind die Menschen früher genauso oft gestolpert, aber sie waren geschickter und schnell genug, um sich abzufangen. Deshalb kam es seltener zu Unfällen.

Hast du dich schon einmal gefragt, warum Betrunkene torkeln? Wir nehmen das als selbstverständlich wahr, sie sind eben betrunken und ihr ganzer Körper funktioniert nicht mehr richtig. Aber es lohnt sich, genauer hinzusehen.

Wirbeltiere und somit auch wir Menschen werden durch Gefühle und Gedanken gesteuert. Grundsätzlich sind dafür ganz unterschiedliche Mechanismen verantwortlich: Für das Denken ist unser Nervensystem und für unsere Gefühle unser Hormonsystem zuständig.

Natürlich wirkt beides eng zusammen, aber es gibt einige Bereiche, in denen die Zusammenarbeit noch intensiver ist: Eine solche Stelle ist das Kleinhirn, auch Zerebellum genannt.

Früher glaubte man, dieser Gehirnbereich sei ausschließlich für unseren Gleichgewichtssinn verantwortlich. Heute wissen wir, dass das nur ein Teil der Wahrheit ist, denn das Kleinhirn macht viel mehr: Deinem Kleinhirn hast du zu verdanken, wenn dein Schuss ins Tor trifft. Es hilft dir beim Schreiben, beim Stricken, beim Schlittschuhfahren und beim Spielen auf einem Instrument. Dein Kleinhirn koordiniert all die kleinen, feinen Muskelbewegungen, die du dafür brauchst.

Aber das ist noch nicht alles: Nicht nur bei Betrunkenen, sondern auch im Fall einer psychischen Belastung funktioniert das Kleinhirn nicht richtig. Deshalb klagen Menschen, die lange Zeit traurig und deprimiert sind, oft auch über Schwindelanfälle. Auch Gefühle wie Angst bringen uns aus dem Gleichgewicht.

Alarmierend ist auch die Beobachtung, dass Kinder heute schwächer sind als vor zwanzig Jahren: Ihr Händedruck ist leichter, sie können weniger Klimmzüge machen und beim Armdrücken würden die Kinder von früher gewinnen.

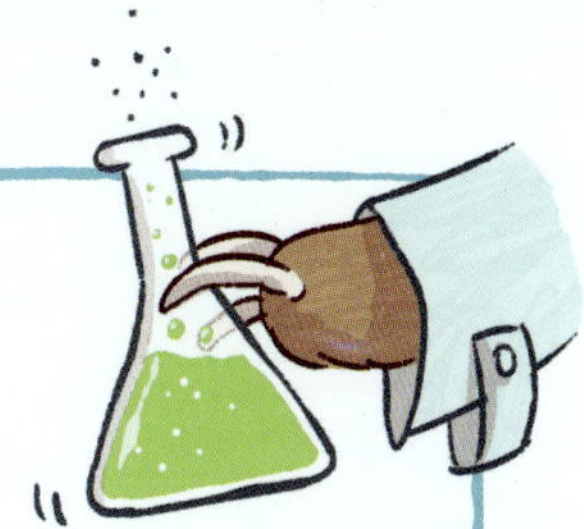

EXPERIMENT

1. Übung: Suche dir einen breiten Bordstein und balanciere ein paar Meter auf ihm entlang.

2. Übung: Vielleicht hat deine Sporthalle einen Schwebebalken, dann balanciere auch darauf. Er ist genauso breit wie ein Bordstein, aber auf ihm entlangzugehen ist schon schwieriger.

Vermutlich war das bis hierhin kein Problem für dich. Doch nun kommt der Punkt: Dein Gefühl, sicher über den Balken gehen zu können, schwindet sofort, wenn du Angst hast: Stelle dir einfach vor, der Schwebebalken wäre in fünf Metern Höhe.

Für deinen Gleichgewichtssinn spielt es überhaupt keine Rolle, ob der Balken auf dem Fußboden liegt oder in fünf Metern schwebt. Es ist die Angst, die dich davon abhält, sicher in fünf Metern Höhe zu gehen.

Nun weißt du, welch starken Einfluss Angst auf deinen Gleichgewichtssinn hat.

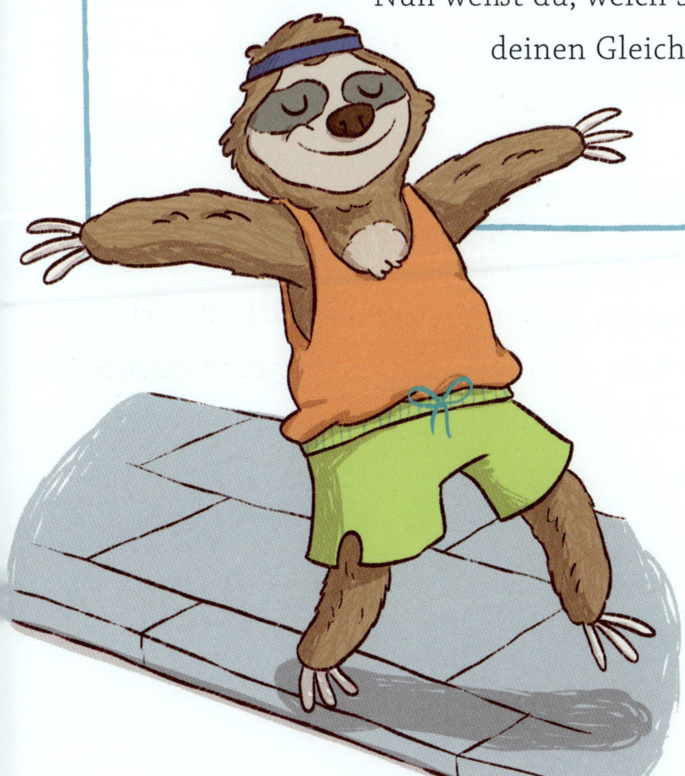

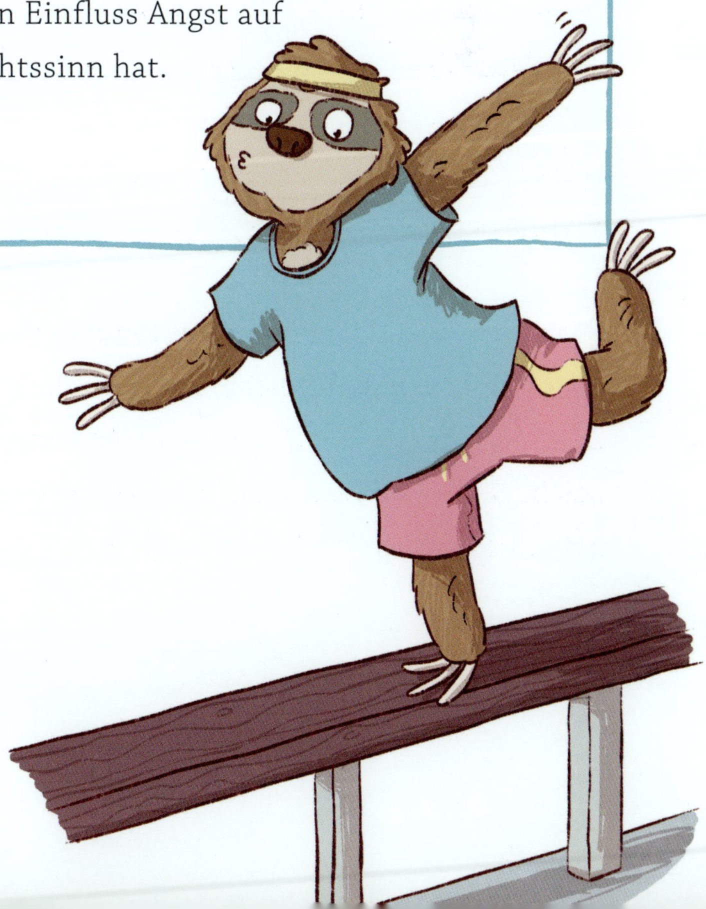

NUN KOMMT DIE FÜR DICH VIELLEICHT WICHTIGSTE INFORMATION:

Du bist in einer ganz besonderen Lebensphase. Psychologen nennen sie die Transitionsphase oder auch sensible Phase oder bestes Lernalter. Andere nennen sie Rubikon. Diese Phase beginnt etwa mit sieben und endet mit zwölf Jahren.

Es ist *die* Lebensphase, in der du wahnsinnig gut lernen kannst! Dein ganzer Körper ist darauf programmiert. Dies gilt für das Erlernen einer fremden Sprache genauso wie für das Spielen eines Instruments oder das Erlernen einer neuen Sportart.

Dein Kleinhirn ist extrem flexibel und wächst. Vereinfacht könnte man sagen: Je größer du in dieser Zeit dein Kleinhirn bekommst, desto besser! Denn sobald dein Wachstum mit etwa zwanzig Jahren abgeschlossen ist, beginnt dein Körper zu altern.

Je besser du dich bis dahin entwickelt hast, desto besser kommst du in deinem späteren Leben klar und kommt dein Körper auch mit schwierigen Situationen zurecht.

Wenn du diese Phase verpasst hast, weil du vielleicht hauptsächlich vor dem Computer gesessen hast oder weil du dich auf nur eine einzige Sportart konzentriert hast, kannst du sie nie wieder nachholen.

Man könnte sagen, dass wir uns im Verlauf der Evolution zu „Lauftieren“ entwickelt haben. Uns viel zu bewegen ist Teil unserer Natur, wir brauchen die Bewegung, um gesund zu sein.

Wissenschaftler der **Weltgesundheitsorganisation WHO** empfehlen daher für Kinder und Jugendliche täglich mindestens eine Stunde Bewegung. Das ist die Mindestvoraussetzung für eine durchschnittliche Entwicklung.

Natürlich haben sich auch Forscher*innen gefragt, ob Kinder und Jugendliche in Deutschland genügend Bewegung haben. In der sogenannten KiGGS-Studie kam heraus, dass sich nur jedes vierte Kind ausreichend bewegt. Drei von vier Kindern bewegen sich also zu wenig und werden vermutlich schneller mit körperlichen und auch geistigen Einschränkungen leben müssen. Das ist erschreckend!

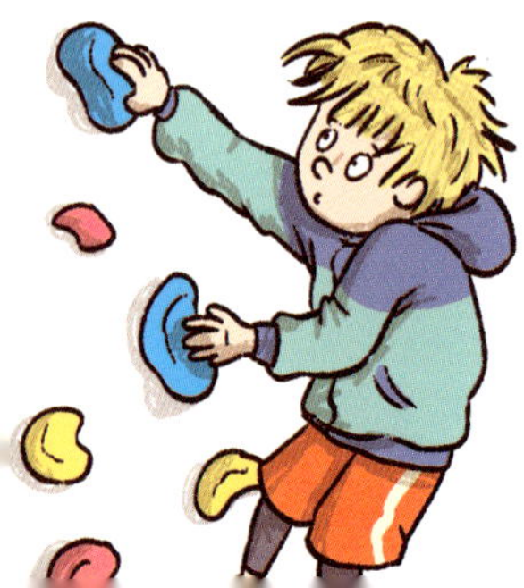

Übrigens: Die Untersuchung war vor Corona, da gibt es keine Ausrede!

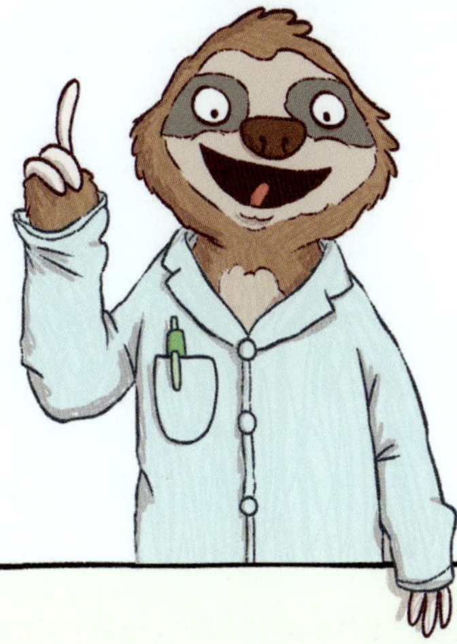

INFOKASTEN

Kleinhirn und Gleichgewicht

Marie-Jean-Pierre Flourens war ein französischer Naturforscher, der sich vor etwa 200 Jahren intensiv mit dem Gehirn und besonders mit dem Kleinhirn beschäftigt hat. Um herauszufinden, wofür es gut ist, hat er einen grausamen Versuch gemacht: Er hat einem Schwein einen Teil des Kleinhirns herausgeschnitten. Als Resultat konnte das Schwein nur noch torkeln. Flourens wollte nun wissen, was passiert, wenn er dem Schwein das ganze Kleinhirn herausnimmt. Das Ergebnis: Ohne Kleinhirn konnte das Tier noch mit den Beinen wackeln, aber nicht mehr aufstehen.

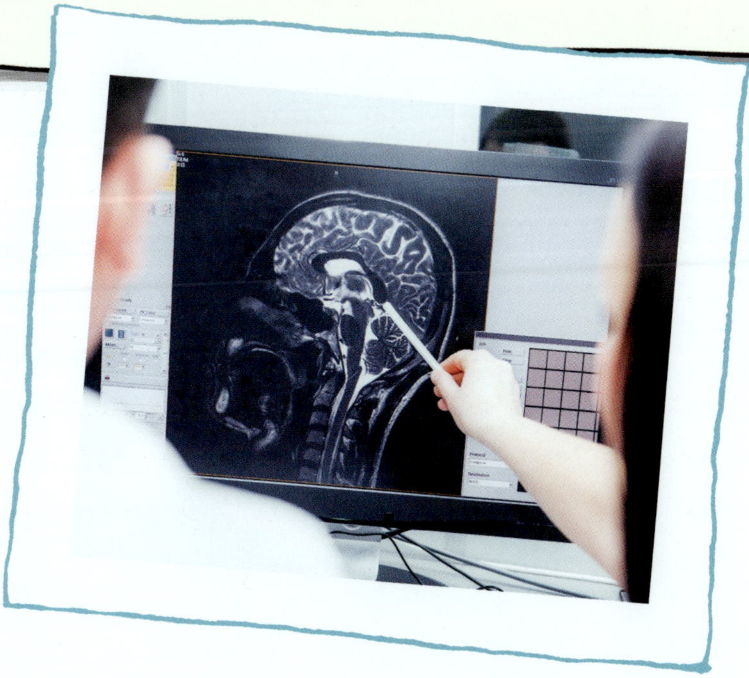

Dank der Forschung wissen wir, dass mangelhafte Bewegung unser Gehirn beeinflusst und damit schnell zu geistigen Einschränkungen führen kann.

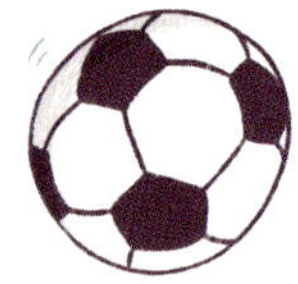

WARUM MACHT SPORT SPAß?

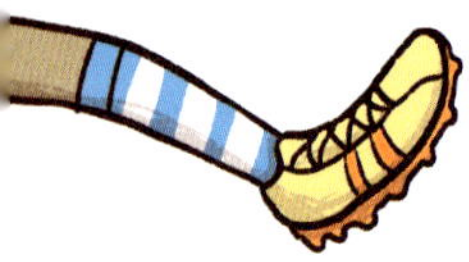

Das Belohnungssystem

Vielleicht hast du schon mal etwas von **Endorphinen** gehört. Sie gehören zur Gruppe der Glückshormone und sollen beim Sport sogar „high“ machen, also superglücklich.

Aber das ist übertrieben und teilweise sogar falsch. Endorphine sind körpereigene Schmerzmittel, die, zum Beispiel bei einem Unfall, extreme Schmerzen verringern. Unter Umständen werden sie auch bei einem Marathonlauf ausgeschüttet, damit die Laufenden diese Strapaze überstehen.

Und trotzdem: Es heißt, Sport mache glücklich. Doch wie macht er das und tut er das überhaupt? Sehen wir uns das mal genauer an.

Du hast ja schon erfahren, dass wir eigentlich von Natur aus faul sind und lieber Energie sparen, als sie zu verschwenden. Trotzdem müssen sich die meisten Tiere bewegen, denn sonst würden sich die Muskeln abbauen, die Reaktionsgeschwindigkeit würde sinken und die Geschicklichkeit schwinden. Genau genommen müssen Menschen wie Tiere alles immer wieder trainieren.

Doch wie funktioniert das, welche inneren Steuerungsmechanismen sind dafür verantwortlich? Die wenigsten Tiere haben ein so hohes Maß an Selbstkontrolle wie wir Menschen und tatsächlich könnten sie sich nicht selbst zum Trainieren zwingen. Aber es gibt einen Mechanismus, der hier einspringt. Und der wirkt genauso in uns Menschen! Erforscht wurde er am Gesang der Vögel.

Schon vor Jahrzehnten ist Forscher*innen aufgefallen, dass Vögel eigentlich nur wenige Wochen im Frühjahr singen müssten (siehe Infokasten). Alles andere ist reine Energieverschwendung. Und dennoch singen sie fast das ganze Jahr hindurch!

Erst vor wenigen Jahren konnte das Rätsel geknackt werden: Der Gesang der Vögel wird vom sogenannten **Belohnungssystem** gesteuert. Und das ist wirklich genial! Das Belohnungssystem belohnt nämlich nicht das Erreichen eines Zieles, sondern den Weg dorthin. So macht es ihnen einfach Spaß, wenn sie singen, und vermutlich fühlen sie sich genauso wie du, wenn du vor dich hin trällerst oder vielleicht sogar im Chor mit anderen in einen Flow (siehe Kapitel *Im Flow*) kommst.

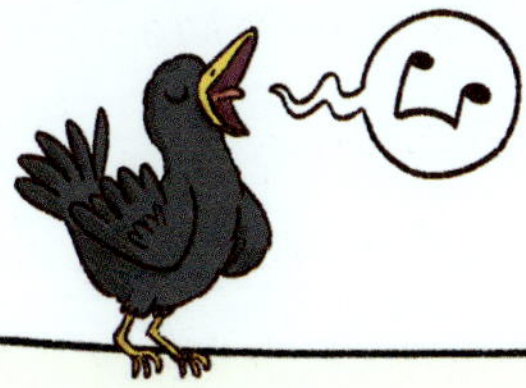

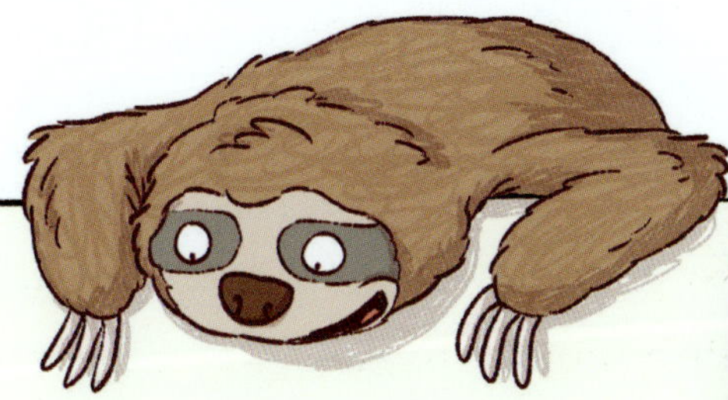

INFOKASTEN

Vogelgesang

Vögel singen, um ihre Partnerin zu finden und um ihr Territorium klarzumachen. Es singen meist nur die Männchen. Sie lernen ihre Lieder von erwachsenen Artgenossen. Dabei lernen sie immer eine bestimmte Abfolge von Pfiffen und Lauten. Diese Reihenfolge ist meist sehr fest, man nennt das „serielles Lernen“. Du kennst das auch! Du musst nur ein paar bekannte Töne hören und schon spult sich in deinem Kopf das ganze Lied ab. Vielleicht kannst du dich nicht mehr an den Text erinnern, aber es fällt dir leicht, die Melodie nachzupfeifen oder zu summen.

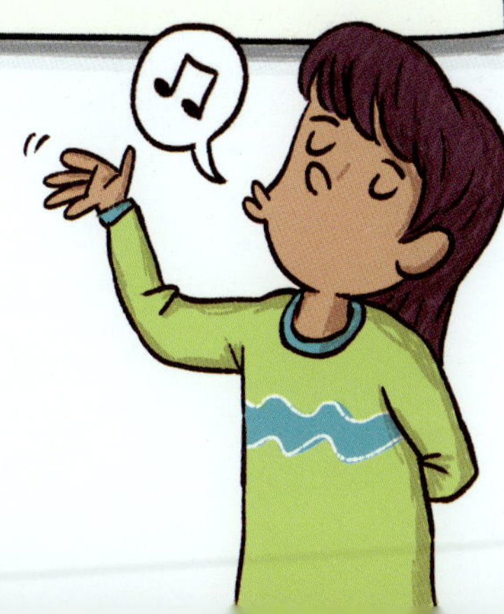

Um diesen Zusammenhang zu beweisen, haben die Forscher*innen den Vögeln ein Medikament ins Essen gegeben, das Dopamin blockiert. Du musst wissen, dass dein Belohnungssystem aus drei Bereichen in deinem Gehirn besteht und dass diese untereinander in Verbindung stehen. Sie kommunizieren unter anderem über den Botenstoff Dopamin. Das war nun nicht mehr möglich und siehe da: Das Belohnungssystem hat keine Freude mehr erzeugt und die Vögel hörten mit dem Singen auf.

Das ist natürlich schlecht, denn das regelmäßige Training hilft den Vögeln, im Frühjahr eine Partnerin zu finden und ihr Territorium mit kräftiger Stimme zu verteidigen.

Das Belohnungssystem ist eine geniale Erfindung der Natur und es funktioniert bei Menschen ebenso wie bei Vögeln oder Hunden. Es lässt uns wichtige und auch langweilige Dinge mit Freude tun. Es hilft dir nicht nur beim Bewegen, sondern auch beim Lernen und Konzentrieren.

Kannst du dich noch an unsere Erfahrung mit dem Schwimmtraining erinnern? Wir mussten uns immer wieder dazu überwinden, denn eigentlich waren wir faul und hatten überhaupt keine Lust. Und das ist der Haken an der Sache: Das Belohnungssystem springt erst an, wenn man etwas wirklich tut. Wenn du grundsätzlich gesund bist, dich aber allgemein eher als lustlos empfindest, dann darfst du von deinem Belohnungssystem nicht zu viel erwarten.

Die gute Nachricht: Das Belohnungssystem lässt sich trainieren! Je aktiver du bist, desto schneller machen dir Dinge Spaß.

Aktivität aktiviert!

Wir wissen aus eigener Erfahrung, wie schwer es ist, Sport und Bewegung in den Alltag zu bekommen. Darum findest du in diesem Buch einige Bewegungstipps. Probier sie aus! Sie kosten wenig Zeit und sind so einfach, dass sie keine Ausrede zulassen.

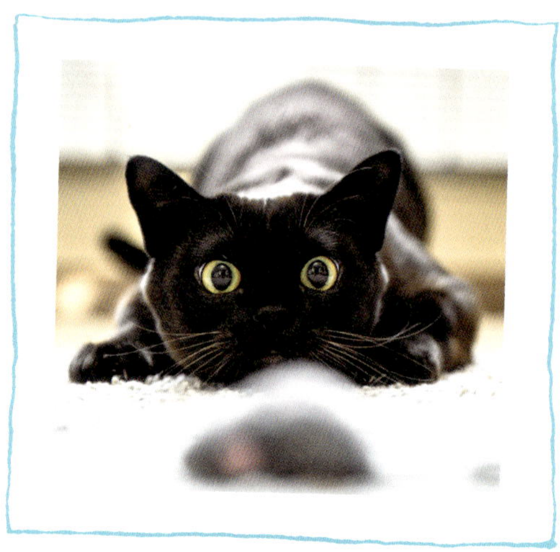

„Es macht mir echt Spaß, auf der Lauer zu liegen!"

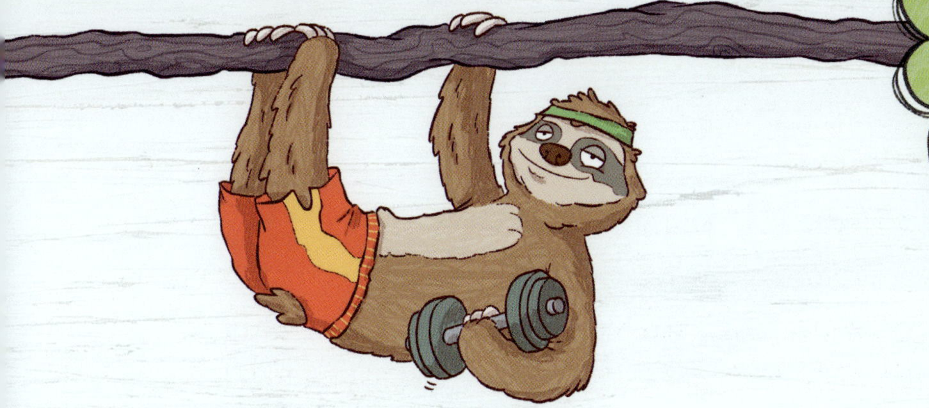

BEWEGUNGSTIPPS

Wir beginnen mit unserem Lieblingstrick! (Die Idee stammt von Professor Seidel aus Weimar.) Du brauchst dafür keine zusätzliche Zeit, denn du wendest ihn einfach beim Zähneputzen an. Es gibt zwei Varianten, den Zahnputzwackler und den Zahnputzbeuger.

Der Zahnputzwackler

Stell dich auf ein Bein, zieh das Knie des anderen Beins hoch und schließ die Augen. Putz dir so deine obere Zahnreihe. Danach wechselst du das Bein und putzt die untere Zahnreihe. Nicht umzufallen oder zu wackeln ist gar nicht so leicht und du brauchst bestimmt einige Tage, bis du es schaffst. Doch für deinen Gleichgewichtssinn ist das ein tolles Training.

Der Zahnputzbeuger

Stell dich auf ein Bein, zieh das Knie des anderen Beins hoch und mach während des Putzens der oberen Zahnreihe immerzu Kniebeugen. Danach wechselst du das Bein und putzt die untere Zahnreihe auf dieselbe Weise. Wenn dir das Training für deine Beine zu langweilig wird, kannst du auch die Augen schließen.

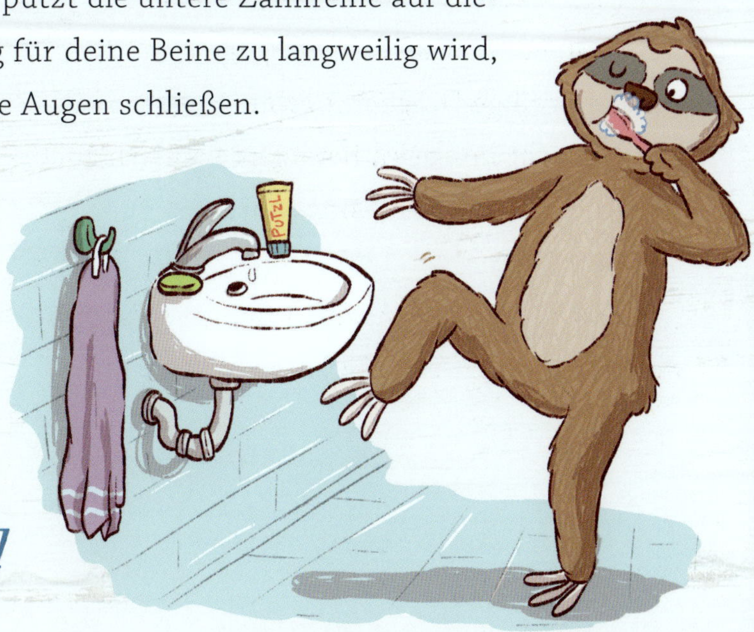

WIE MAN SICH DEN SPASS VERDIRBT

Selbst dran schuld

Zunächst einmal solltest du nicht zu viel Fallschirm springen. Im Ernst! Man hat festgestellt, dass Menschen, die häufig Fallschirm springen, die Freude daran verlieren.

Es ist wie mit allen schönen Dingen: Der Körper gewöhnt sich daran und der nächste Kick muss noch größer sein. Du brauchst also einen Ausgleich zwischen Anstrengung und Entspannung, zwischen Freude und Traurigkeit oder dem Angenehmen und dem Unangenehmen. Das eine gibt es nicht ohne das andere. Im Englischen spricht man von „pain pleasure balance".

Nehmen wir das Beispiel Drogen: Viele von ihnen regen die Dopaminausschüttung an. Dein Gehirn ist aber nicht dumm. Es bemerkt, dass es ständig große Mengen von Dopamin bekommt. Ein innerer Steuermechanismus registriert, dass das nicht normal ist, und ergreift Gegenmaßnahmen. Dabei handelt es sich um einen Trick deiner Zellen: Sie bauen einfach ihre Antennen, man nennt sie auch Rezeptoren, für Dopamin ab. Der Körper sorgt also selbst für eine Art Ausgleich.

Das Problem ist nur: Wenn du dann etwas machst, was für dein Leben wichtig ist und bei dem dein Belohnungssystem eigentlich anspringen müsste, tut es das nicht mehr. Es wird zwar Dopamin produziert, aber die Empfängerzellen nehmen es nicht mehr wahr, denn ihnen fehlt die nötige Anzahl von Antennen.

Das erklärt, warum Drogenabhängige so wenig Lust auf das wahre Leben verspüren – sie fühlen keine Freude. Es dauert viele Wochen, bis die Zellen neue Antennen nachproduziert haben. Wochen, die für eine Person, die Drogen braucht, um sich wohlzufühlen, sehr schwer sind.

Es gibt noch ein ähnliches Beispiel. Die meisten Säugetierarten spielen sehr intensiv als Jungtiere, aber auch als Erwachsene. Spielen setzt Dopamin frei und sorgt für schöne Gefühle. Und es ist ein wichtiger Mechanismus, um Fähigkeiten für die Zukunft ungefährlich zu erlernen.

Was ist dann mit Computerspielen? Auch hier belohnt dich dein Belohnungssystem mit guten Gefühlen. Doch das ist ein bisschen wie Betrug, denn eigentlich sollen die guten Gefühle dafür sorgen, dass du Freude an spielerischer körperlicher Aktivität hast. Das hat sich im Tierreich bewährt, weil es normalerweise stark und gesund macht.

Tatsächlich lernst du beim Computerspielen nur die Regeln eines ausgedachten Spiels und das Einzige, das trainiert wird, sind die Finger deiner Maushand. Für deinen Körper ist das eine böse Falle, denn die uralten und im Laufe der **Evolution** bewährten Mechanismen werden ausgetrickst.

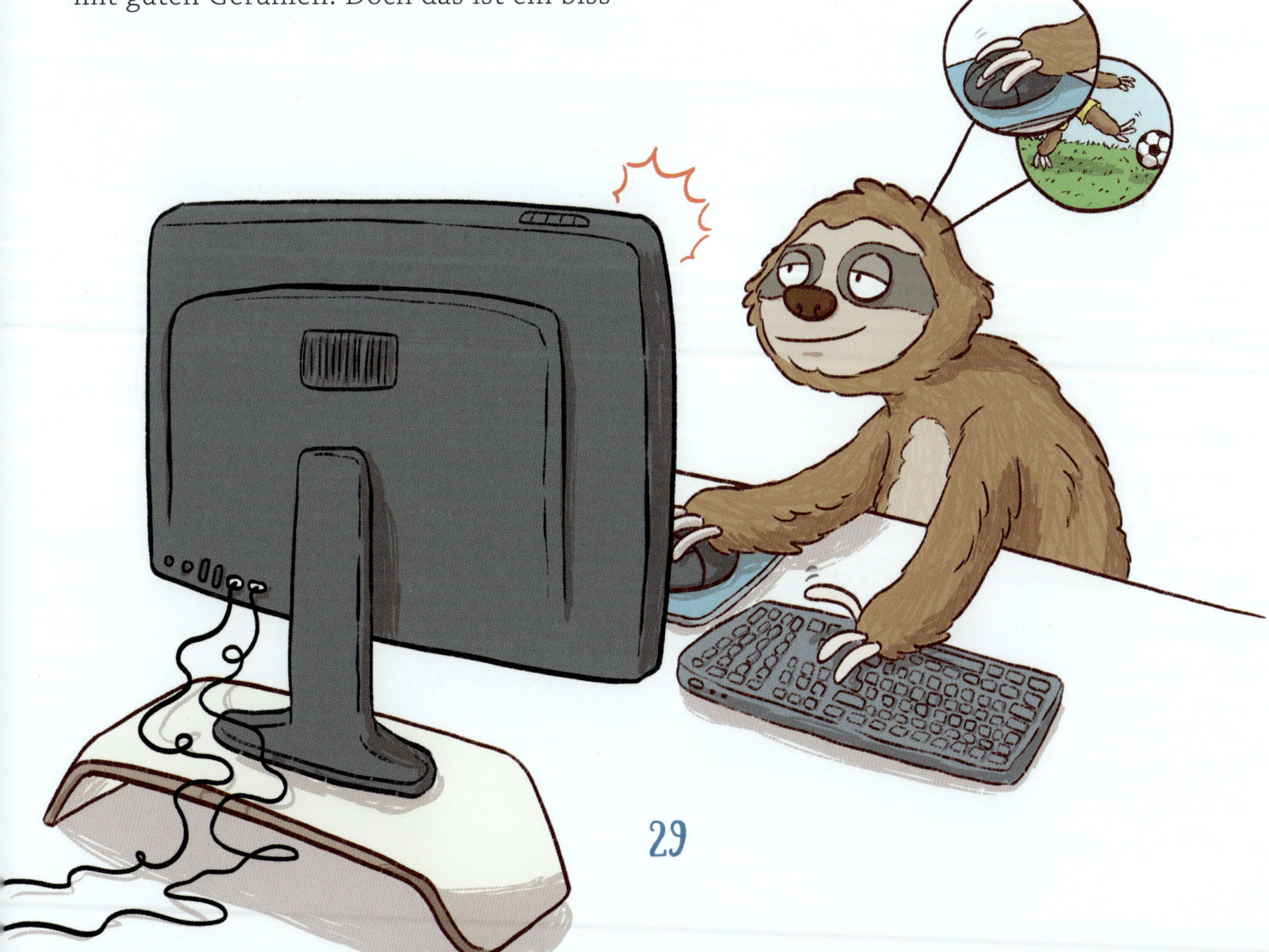

SCHÖNE MUSKELN

Das Idealbild ist nicht ideal!

Hast du dich schon einmal gefragt, ob du geschickt und stark genug bist? Nicht nur Menschen tun das ständig, auch viele sozial lebende Tiere vergleichen sich mit anderen. Dieser Mechanismus ist bewährt und er hilft uns, einen Platz in der Gemeinschaft zu finden, aber auch dafür zu sorgen, dass man zu seinem Recht kommt.

Stell dir deine Klassenkamerad*innen vor. Wer ist dick, wer ist dünn, wer ist sportlich und wer ist ein Tollpatsch? Irgendwo auf dieser Liste stehst auch du. Du kennst deine Mitschüler*innen und kannst dich gut einordnen.

Spätestens in der Pubertät werden Vergleiche mit anderen wichtig. Dann gibt es eine Person, die dir besser gefällt als du dir selbst – wenn nicht in deiner Schule, dann vielleicht im Sportverein. Irgendwo ist immer jemand besser als du. An solchen Menschen kann man sich prima orientieren und sie können einen anspornen.

Aber man muss auch aufpassen: Wenn wir uns mit Promis und Influencer*innen in den **sozialen Netzwerken** vergleichen, können wir schnell unglücklich werden. Sie sind nicht umsonst bekannt, sie stechen mit irgendwelchen Merkmalen aus der Masse heraus. Der Vergleich mit ihnen ist nicht natürlich und auch nicht sinnvoll! Unsere Vergleichsmechanismen haben sich entwickelt, damit wir in unserem kleinen persönlichen Netzwerk gut klarkommen. Sie sind nicht für die Möglichkeiten des Internets gemacht.

Nehmen wir die Muskeln als Beispiel. Nicht jeder Mensch ist genetisch so programmiert, dass er einen sportlichen und muskulösen Körper bekommt. Es gibt ein gewisses **Spektrum**, in dem man sich bewegen kann. Nicht jede*r hat die Möglichkeit, Weltmeister*in im Gewichtheben zu werden oder im Zehnkampf zu siegen. Wir sind alle unterschiedlich und damit müssen wir leben.

Aber natürlich können wir im Rahmen unserer Möglichkeiten das Beste aus unserem Körper herausholen! Manche Tricks der Stars aus dem Internet können uns dabei helfen. Einige davon findest du zum Beispiel in den Kapiteln *Kraftsport* und *Calisthenics.*

Wir haben über 650 Muskeln in unserem Körper. Viele davon können wir aber gar nicht bewusst kontrollieren – oder hast du deinen Darm schon mal aufgefordert, dein Essen zu einem Brei zu kneten? Es gibt auch unterschiedliche Muskeltypen und nicht nur Forscher*innen machen daraus eine Wissenschaft.

Das meiste brauchst du für dein Training überhaupt nicht zu wissen. Am besten ist es, wenn du einfach auf deinen Körper hörst. Aber sei wachsam! Manchmal denkst du nur, dass du etwas möchtest. Es kann sich um alte tierische Steuerungsmechanismen handeln, vielleicht fällst du aber auch auf einen Trick der Industrie rein.

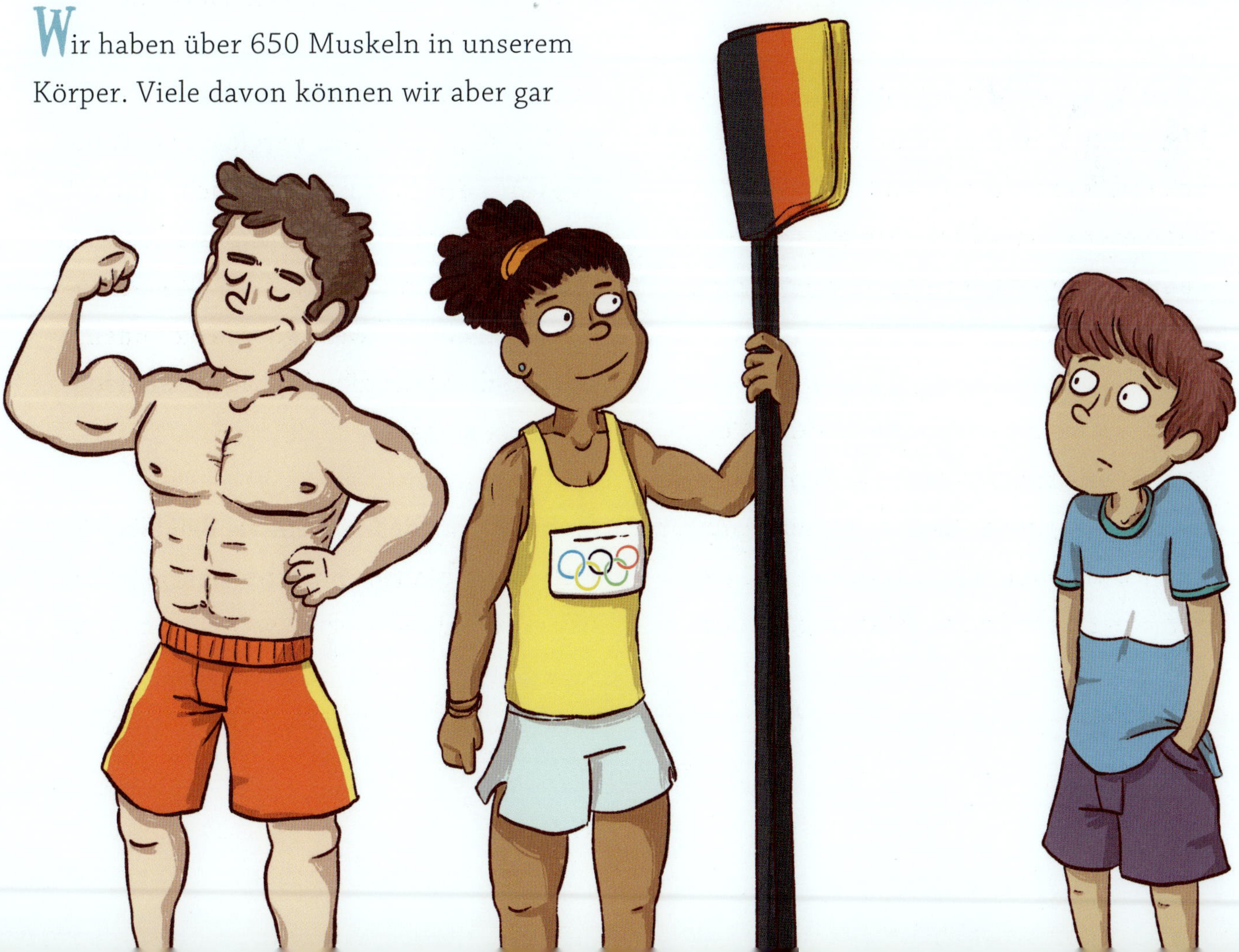

Bei einem sehr muskulösen Körper spricht man von Muskelhypertrophie. Das bedeutet, dass die Muskeln im Verhältnis zum Körper übermäßig groß sind.

Normalerweise findet Wachstum immer durch Zellteilung statt. Außer bei deinen Zellen im Gehirn und deinen Muskelzellen (siehe rechts)! Das bedeutet, du kannst noch so viel trainieren, sie werden nicht mehr.

Trotzdem können deine oft mehrere Zentimeter langen, aber extrem dünnen Muskelzellen erstaunlich schnell dicker und leistungsfähiger werden und sich damit neuen Herausforderungen anpassen. Das ist ausgezeichnet! Denn neue Zellen zu bauen ist eine komplizierte Angelegenheit. Für den Körper ist es aber verhältnismäßig leicht, mehr von diesen ultradünnen Proteinketten (aus denen bestehen Muskeln) sowie den Kraftwerken der Zellen, den **Mitochondrien**, zu bauen.

Gibst du deinen Muskeln in deiner Kindheit und Jugend viele Signale, stark zu werden, merken sie sich das. Später im Leben vergrößern sich deine Muckis dann leichter.

Deine Muskeln kann man gut mit Elefanten vergleichen – sie vergessen nämlich nichts. Also verpass diese Chance nicht! Sie können sich aber genauso schnell wieder zurückbilden. Und wenn dein Körper zu wenig zu essen hat, macht er sich auch über deine Muskeln her, um Energie zu bekommen.

MUSKELPROTEINE AUFBAU UND WIRKWEISE

In deinen Muskelzellen befinden sich Sakromere. Das sind Abschnitte, die sich ein klein bisschen zusammenziehen können. Da sich in einer Muskelzelle sehr viele von diesen Abschnitten befinden, kann sich der Muskel sehr stark zusammenziehen. Es gibt dort zwei unterschiedliche **Proteinketten** – die Actinfilamente und die Myosinfilamente. Letztere haben kleine Köpfchen, die ungefähr 90° abstehen. Wenn sich deine Muskeln zusammenziehen, startest du eine ganze Reihe von **chemischen Prozessen**, die zum Schluss dazu führen, dass die Köpfchen ihren Winkel ändern. Dadurch schieben sich die beiden Proteinketten ineinander und dein Muskel zieht sich zusammen.

Wie du deine Muskeln am besten trainierst, erfährst du im Kapitel Kraftsport.

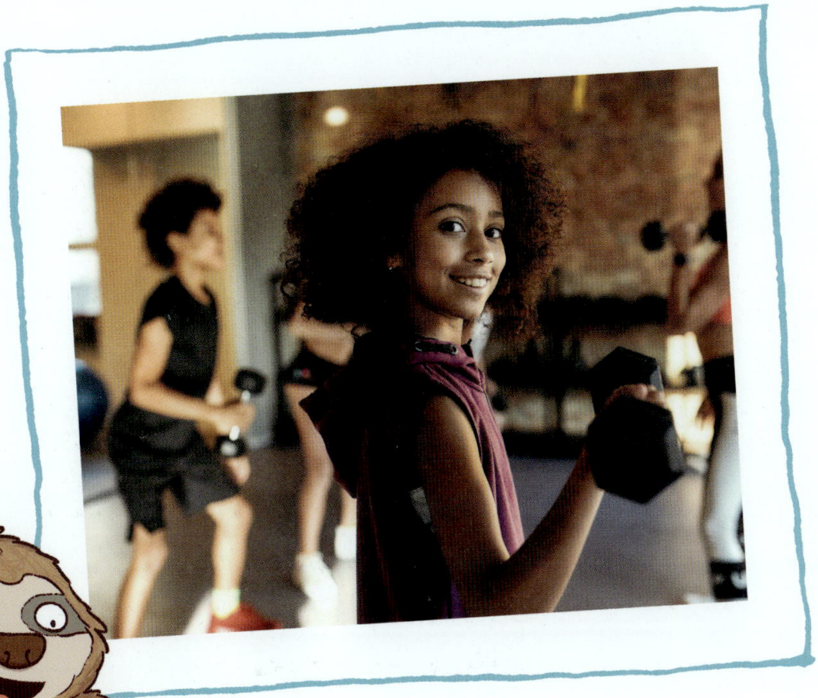

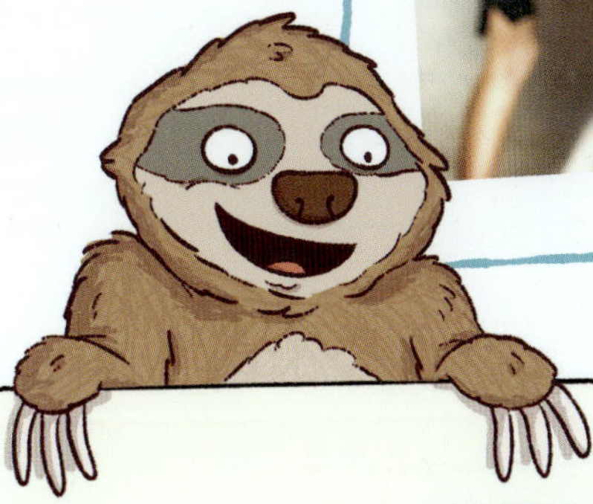

INFOKASTEN

Noch vor wenigen Jahren waren die Wissenschaftler*innen fest davon überzeugt, dass die Nervenzellen in unserem Gehirn, aber auch die Muskelzellen sich nicht teilen können. Heute wissen wir, dass es Ausnahmen gibt: Gehirngewebe kann nachwachsen und es scheint auch so, als würden Muskelzellen von sogenannten Satellitenzellen neu gebildet. Genau weiß das aber noch niemand und bisher wurde der Effekt auch nur an Tieren bewiesen.

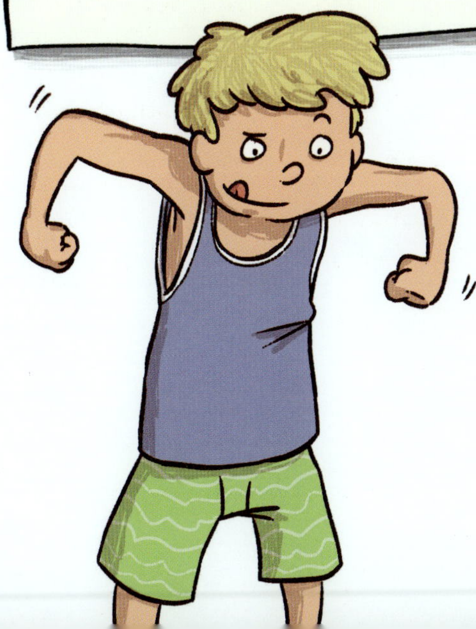

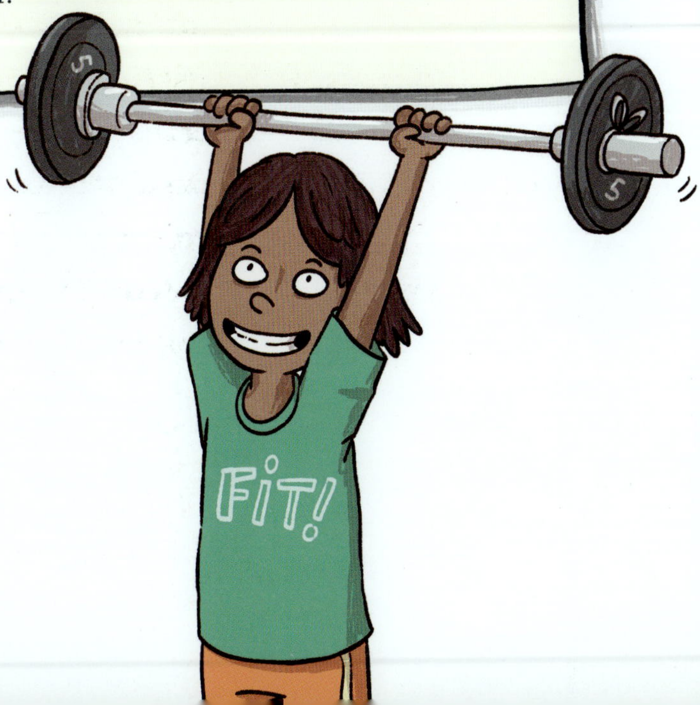

GUT GEPOLSTERT

Hier bekommst du dein Fett weg!

Unser Körper ist ein wundervolles Werkzeug, genial konstruiert und sehr anpassungsfähig. Damit wir auch in extremen Situationen gut klarkommen, legt er Fettpolster an. Mit ihnen können wir ohne Probleme ein paar Wochen ohne Essen auskommen.

Für unsere Vorfahr*innen war das überlebenswichtig, denn sie hatten noch keine Kühlschränke für ihre Vorräte. Sie mussten für ihr Polster also möglichst viel essen. Einige Forscher*innen glauben, dass wir deswegen Zucker so lieben.

Anders als heute war Zucker für unsere Vorfahr*innen nur am Ende des Sommers in Form von süßen Früchten verfügbar. Diejenigen mit dem größten Appetit auf Süßes konnten sich so kugelrund futtern und hatten eine gute Chance, den Winter zu überleben. Diejenigen, die weniger Appetit auf Süßes hatten und nicht so dick wurden, riskierten zu verhungern.

Doch was über viele 100.000 Jahre eine gute Idee war, führt heute zu Übergewicht. Jede Süßigkeit sagt deinem Körper: Es ist kurz vor dem Winter, du musst dick werden! Und das wird dein Körper dann auch.

Derzeit ist in Deutschland jedes fünfte Kind zwischen elf und dreizehn Jahren zu dick. In der Pubertät sind es weniger. Das könnte am körperlichen Umbau liegen oder

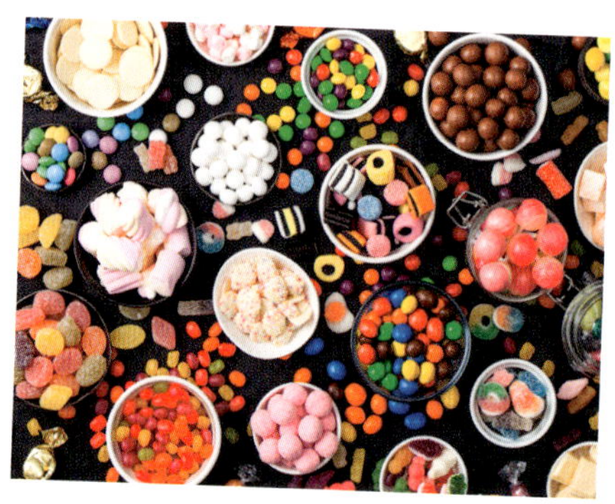

Heute können wir das ganze Jahr über Süßigkeiten naschen.

am kritischeren Umgang mit dem eigenen Körper. In jedem Fall sollte man schon früh aufpassen, nicht zu dick zu werden, denn als Erwachsener setzt sich dieser Trend meistens fort.

Die normale Speckschicht unter der Haut ist ein Energiespeicher und isoliert zusätzlich. Dein Körper möchte deshalb gern fett sein und speichert möglichst viel Energie ab.

Sobald die Fettzellen unter der Haut aber voll sind, weiß dein Körper nicht mehr, wohin mit all dem Fett, und lagert es in und um deine inneren Organe ab.

Deine Organe können dann nicht mehr so gut arbeiten. Darum muss dieses innere Fett weg, sonst wirst du krank, zum Beispiel mit Diabetes, der Zuckerkrankheit. Wird nämlich die Bauchspeicheldrüse zu dick, stellt sie weniger Insulin her. Insulin ist ein Botenstoff für deinen Körper, der deinen Körperzellen sagt: Achtung, du hast genügend Zucker im Blut, sauge ihn auf! Wenn dieses Signal ausbleibt, steigt die Konzentration von Zucker in deinem Blut. Das kann dich sogar umbringen.

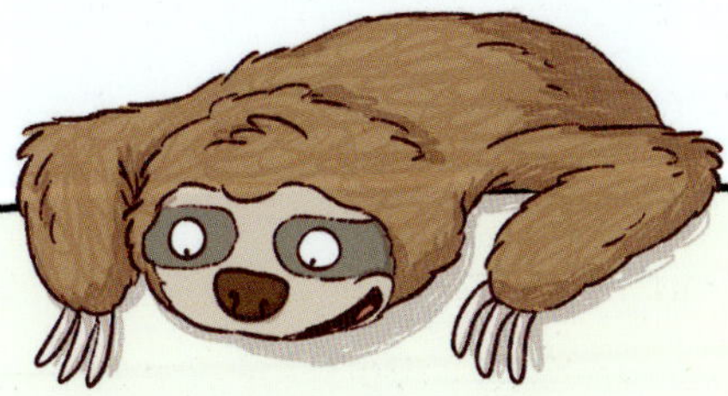

INFOKASTEN

- Kohlenhydrate (Zucker und Stärke) sind meist Speicherstoffe von Pflanzen. Beispiel: Kartoffeln, Reis, Getreide und alles, was mit Zucker gesüßt wurde.
- Fette sind auch Speicherstoffe, es gibt sie bei Pflanzen und Tieren. Tierische Fette sind zu einem hohen Teil gesättigt, pflanzliche Fette zu einem hohen Teil ungesättigt. Fette sind auch die Baustoffe für die Hülle um unsere Zellen. Um diese Hüllen elastisch zu halten, brauchen wir ungesättigte Fette. Daher kannst du kaum zu viele Pflanzenfette zu dir nehmen.
- Proteine sind die Maschinen in unserem Körper. Alle Prozesse in ihm funktionieren durch sie. Ob deine Proteine im Essen von Tieren oder Pflanzen stammen, ist eigentlich egal, du kannst sie beide prima in Muskeln verwandeln.

Früher hatten nur Omas und Opas Diabetes. Heute ist das anders: Altersdiabetes (Typ-2-Diabetes) nimmt auch unter Kindern immer mehr zu. 2006 hatte eines von tausend Kindern Diabetes, 2019 waren es schon sieben. Eine unglaubliche Steigerung und vermutlich hat Corona diesen Trend noch verstärkt.

Nun wird es noch verzwickter. Wenn du nämlich Muskeln aufbauen willst, wird dir das nur gelingen, wenn du viel isst! Genau genommen musst du dich regelrecht vollstopfen und so viel futtern, dass du unter normalen Umständen dick würdest. Dein Körper muss im Nahrungsüberfluss sein. Nur dann leistet er sich den Luxus großer Muskeln.

Die Profis empfehlen daher richtig viele Kohlenhydrate. Unter diesen Umständen eine Speckschicht loszuwerden ist allerdings praktisch unmöglich. Die meisten Stars mit perfektem Körper bauen zuerst richtig viel Muskelmasse auf und machen dann eine sogenannte **Keto-Diät**.

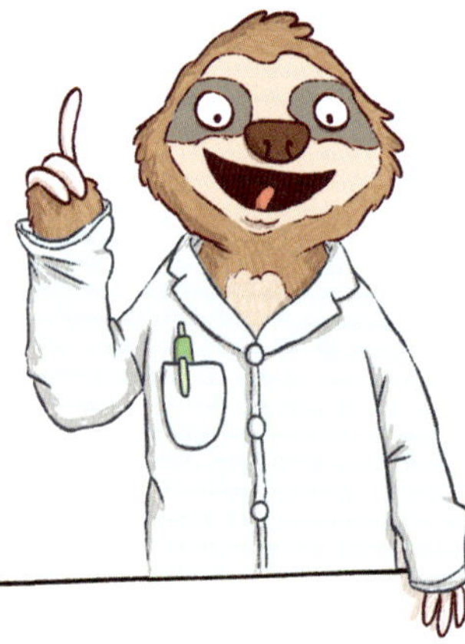

INFOKASTEN

Übergewicht kann, muss aber nichts mit zu wenig Bewegung zu tun haben. Übergewicht kommt ganz einfach daher, dass mehr gegessen als verbraucht wurde. Deshalb ist das Wichtigste beim Abnehmen, die Essgewohnheiten zu ändern. Sport ist zwar hilfreich, aber meist nicht die Lösung. Das haben vergleichende Untersuchungen auf der ganzen Welt gezeigt.

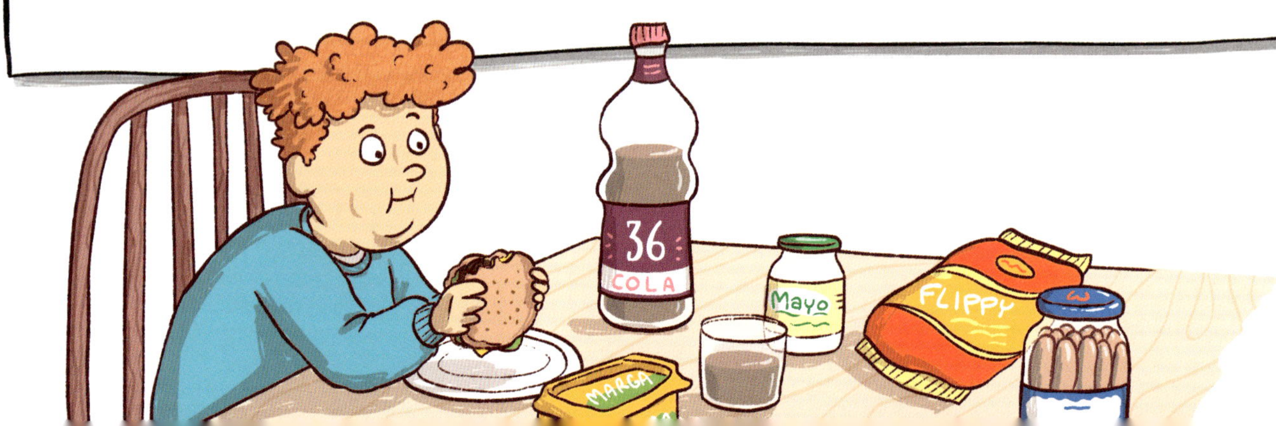

Dabei essen sie kaum noch **Kohlenhydrate**, dafür reichlich **Fett** und **Proteine**. Ihren Sport machen sie weiter und da ihre Muskeln nicht mehr so leicht an Energie durch Kohlenhydrate kommen, beginnt der Körper, von seinen Fettreserven zu zehren. Achtung: **Das ist nicht sehr gesund und für dich als Kind sogar schädlich!** Irgendwann geht der Körper auch an seine letzten Reserven. Die will er eigentlich nicht abgeben und deshalb ist so ein Körper auch nicht normal.

Biochemisch ist das allerdings sehr interessant: Denn jede einzelne Zelle des Körpers programmiert sich dabei um und stellt sich auf einen **ketogenen Stoffwechsel** ein. Das ist in etwa so, als würdest du versuchen, ein Holzscheit in eine Ölheizung zu stecken.

Vielleicht hast du dich gewundert, dass sie weiter Fett essen, denn Fett macht ja bekanntlich fett. Das stimmt aber gar nicht! Dick wird man hauptsächlich von den Kohlenhydraten, speziell von Zucker.

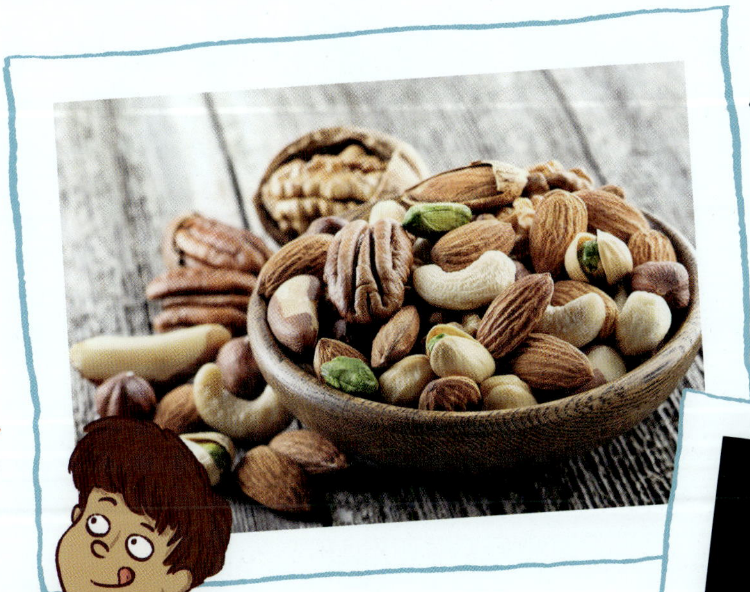

Die früher so geschmähten fetten Nüsse sind supergesund und machen nicht dick!

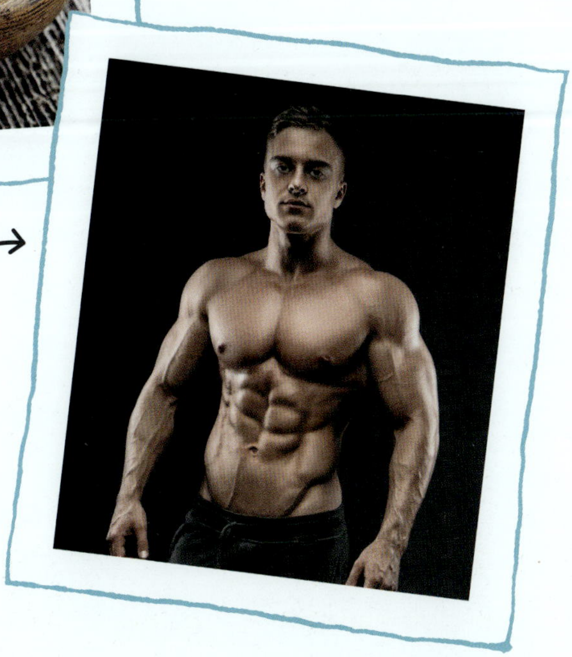

Der Anteil von Fett am Gewicht des Gesamtkörpers wird in Prozent angegeben, zum Beispiel unter 15 % oder sogar unter 10 %. Gesund ist das nicht.

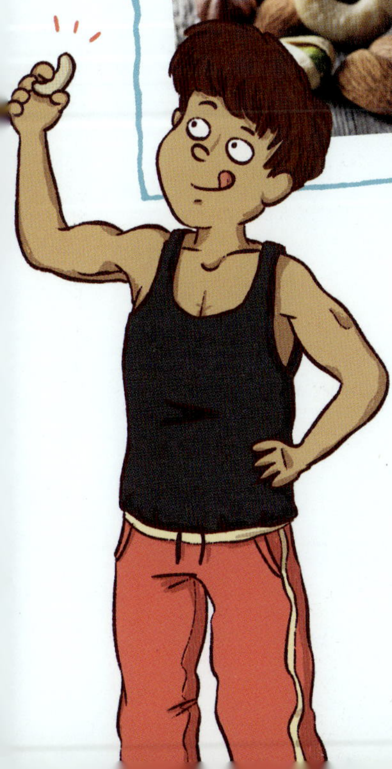

SPORT IST NICHT GLEICH SPORT

Sport ja – aber wie?

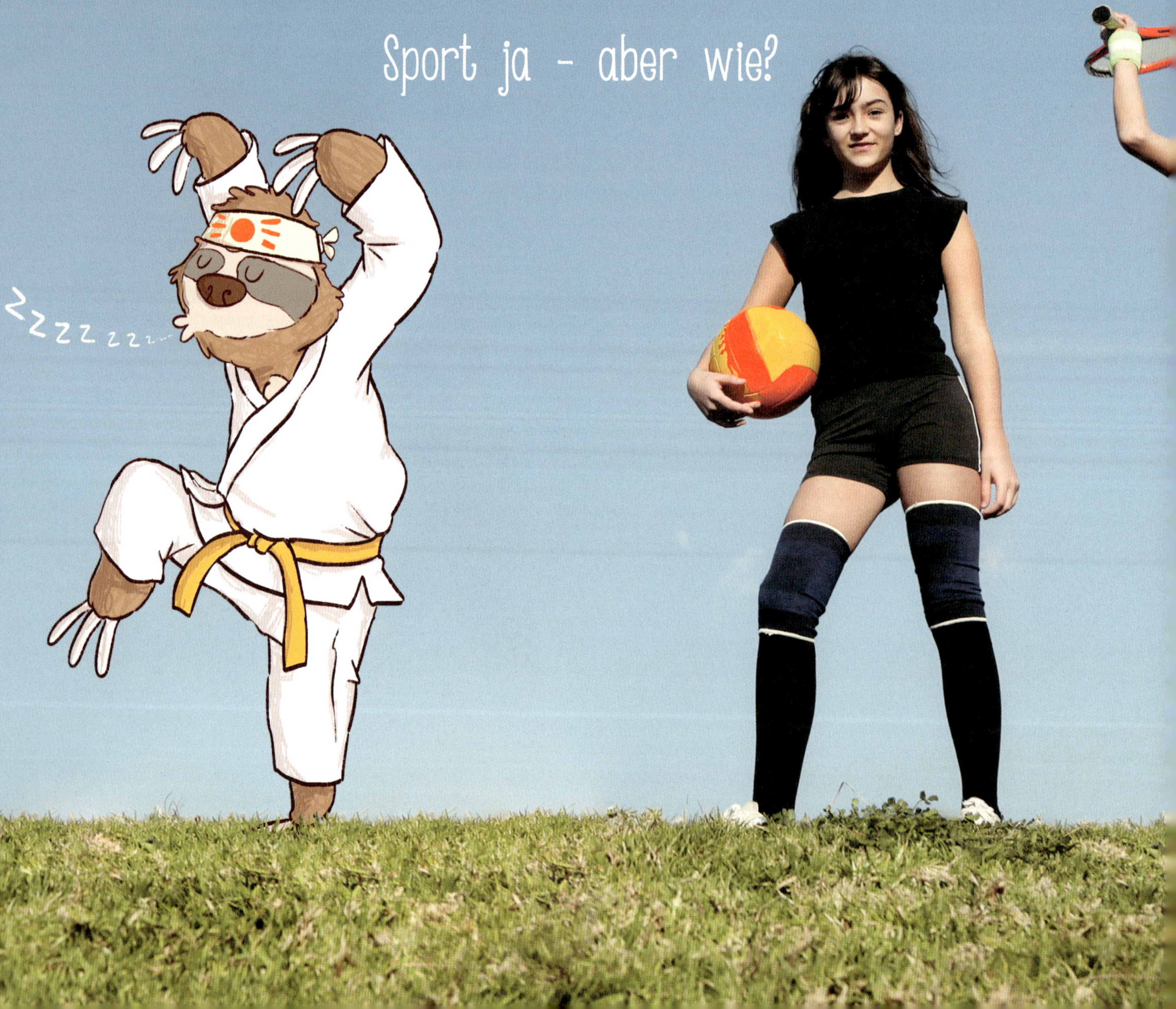

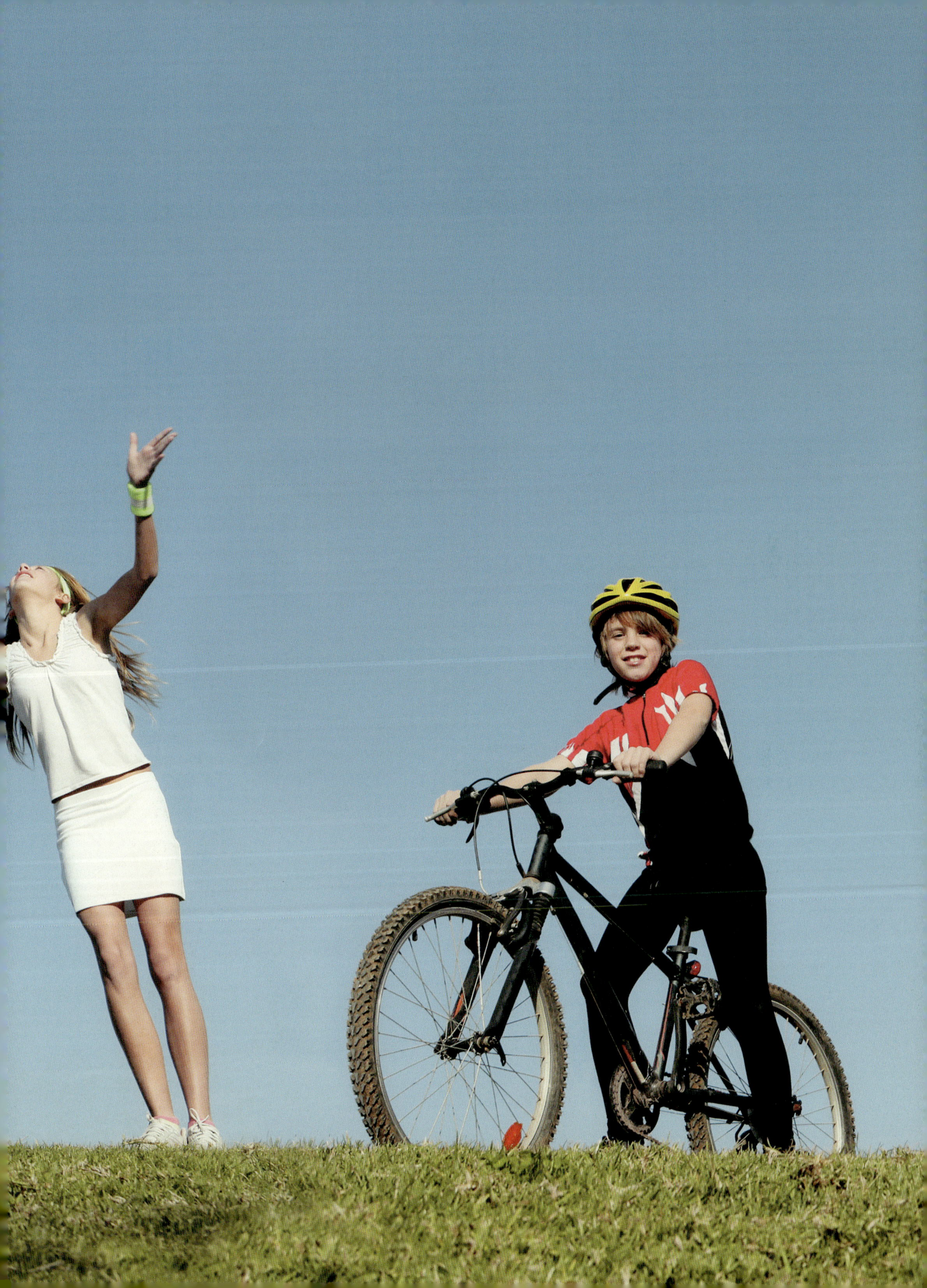

ALLEIN ODER IM VEREIN?

Egal. Hauptsache, du fühlst dich gut!

Für jede*n stellt sich diese Frage anders, denn es kommt auf die persönlichen Vorlieben an. Der eine kämpft lieber konzentriert mit sich selbst und die andere mag die Gemeinschaft in einer Mannschaft oder umgekehrt. Dein Körper freut sich über jede Form von Sport und wird dir dafür gute Gefühle schenken.

Doch warum gibt es dieses Kapitel, wenn es Geschmackssache ist? Auf das Leben in Gemeinschaft oder auf das Leben alleine antworten unsere Körper mit bestimmten Reaktionen. Wir nennen sie Gefühle. Man könnte sie auch als innere Steuermechanismen bezeichnen.

Damit soll deutlich werden, dass diese Reaktionen nicht unsere freien Entscheidungen sind. Sie haben sich vielmehr irgendwann in den vergangenen Millionen Jahren entwickelt, weil sie sinnvoll waren. Zum Beispiel reagiert unser Körper mit einem sehr starken Gefühl, wenn wir aus einer Gemeinschaft ausgeschlossen werden: Wir fühlen uns einsam. Einsamkeit kann regelrecht wehtun und wir leiden schrecklich darunter.

Aber genau dieses starke Gefühl soll uns dazu treiben, etwas an der Situation zu ändern: Wir sollen wieder rein in die Gemeinschaft. Das ist wichtig, denn in der Vergangenheit sind Tiere oder Menschen, wenn sie aus ihrer Gemeinschaft ausgeschlossen wurden, gestorben. Sie hatten allein keine Chance, in der Natur zu überleben.

Diese Gefühle gibt es auch heute noch. Wenn du bei einem Fußballspiel, einer Schauspielaufführung oder an der Tischtennisplatte ausgeschlossen wirst, fühlt sich das nicht gut an. Du wünschst dir die Anerkennung der anderen und du sehnst dich nach der Gemeinschaft. Du fragst dich: Was ist mit mir nicht in Ordnung, wenn die mich nicht wollen?

Alles ist absolut in Ordnung! Große Denker*innen und Künstler*innen wie Picasso oder Alexander von Humboldt liebten die Einsamkeit und sahen in ihr die Quelle ihrer Kreativität. Betrachte diese Gefühle als das, was sie sind: uralte Mechanismen, die dich von innen beeinflussen. Mach dich deswegen nicht verrückt! Überlege dir einfach, was du wirklich willst und welche Kompromisse du bereit bist einzugehen, um in der Gruppe mitmachen zu dürfen.

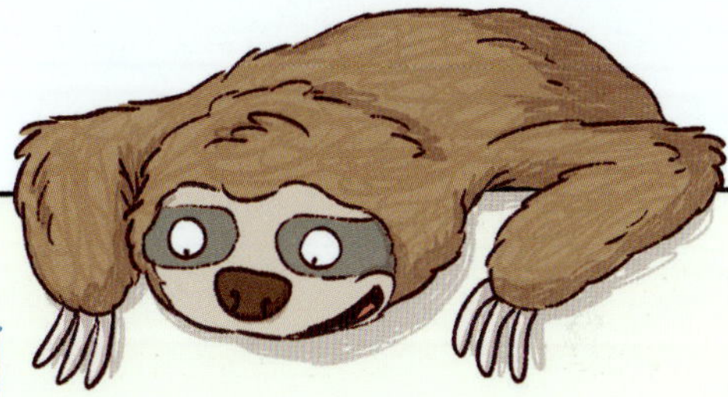

INFOKASTEN

Vereine

Die ältesten Sportvereine sind in Deutschland vor ungefähr 200 Jahren entstanden. Damals hatte Napoleon Deutschland besetzt und die jungen Männer trafen sich in Schützen- oder Turnvereinen. Angeblich wollten sie dort nur Sport machen, tatsächlich schmiedeten sie aber Pläne, wie sie Deutschland aus den Fängen Napoleons befreien konnten.

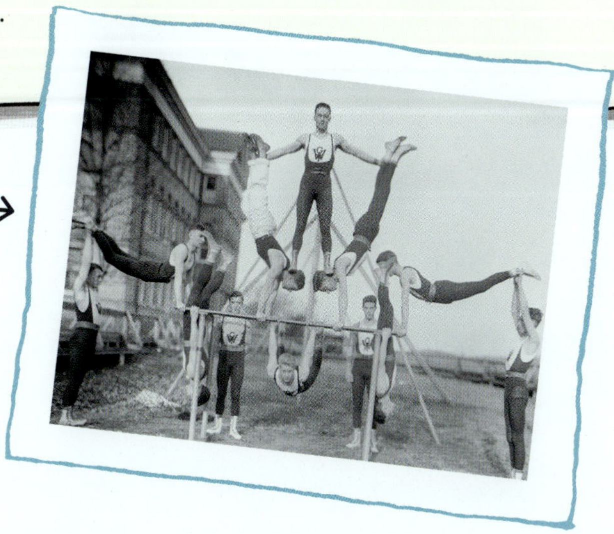

Sie müssen sich hundertprozentig aufeinander verlassen können.

Natürlich kannst du auch von deiner Gemeinschaft genervt sein und denkst dir vielleicht manchmal, dass du in bestimmten Situationen besser gespielt hättest als deine Mitspieler*innen. Vergiss dabei nicht, fair zu bleiben. Nicht jede*r hat die gleichen Voraussetzungen.

Manches funktioniert aber nur in der Gruppe und die Vorteile für dich persönlich sind gewaltig: Sport und Spiel in einer Gruppe musst du nämlich nicht ernst nehmen.

Tatsächlich hat die Natur das Spiel dafür vorgesehen, dass du Fehler machst. Die Natur will sogar, dass du dich darüber ärgerst. Warum? Dein Körper und dein Gehirn lernen in der Kindheit und Jugend, Regeln zu akzeptieren, und du sollst die Erfahrung machen, dass auch der Misserfolg irgendwann einmal vorbeigeht.

Das Gefühl von Gemeinschaft ist sehr wichtig. Wir Menschen sind regelrecht darauf programmiert, in Gemeinschaft zu leben. Schon als Babys erfahren wir, wie gut es tut, in den Arm genommen zu werden und sich zu jemandem zugehörig zu fühlen. Diese Erfahrung bestimmt unser ganzes Leben. In Gemeinschaft erfahren wir, wer wir eigentlich sind und wo wir stehen. Ohne diese Erfahrung entwickeln wir uns nicht normal.

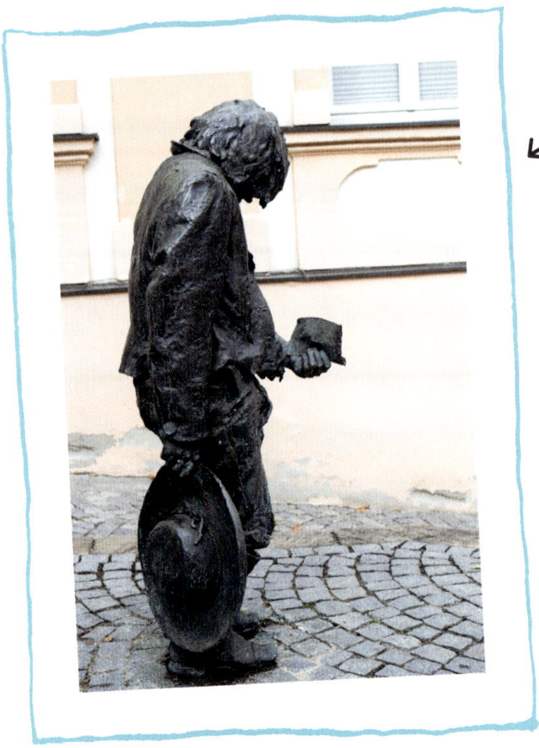

Ohne Gemeinschaft werden Menschen krank und erscheinen anderen als verrückt. Als bekanntes Beispiel aus Deutschland gilt Kaspar Hauser, der von sich selbst behauptete, als Kind jahrelang ganz allein in einem dunklen Raum eingesperrt gewesen zu sein. Er verstarb 1833 im Alter von vermutlich 21 Jahren in Ansbach. Bis heute gibt sein Fall viele Rätsel auf.

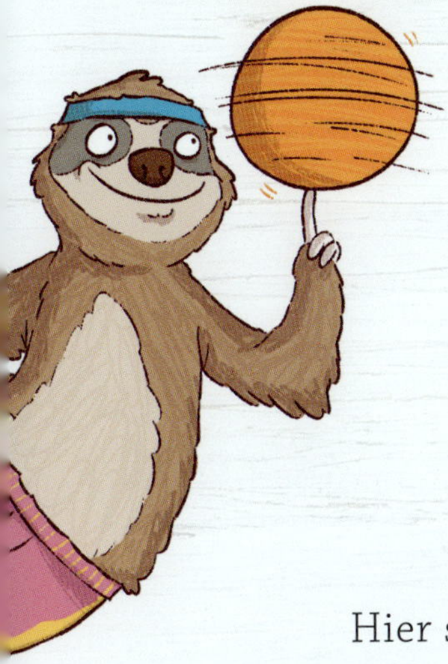

Hier sind vier Kraftübungen, für die du eine*n Partner*in brauchst:

Der Popodrücker

Stellt euch mit leicht gebeugten Knien Popo an Popo. Nun versucht ihr, euch gegenseitig aus einem Feld zu schieben. Ist euch das zu langweilig, könnt ihr einen Ball zwischen euch klemmen.

Die Schubkarre

Eine uralte Übung, die schon deine Großeltern gemacht haben.

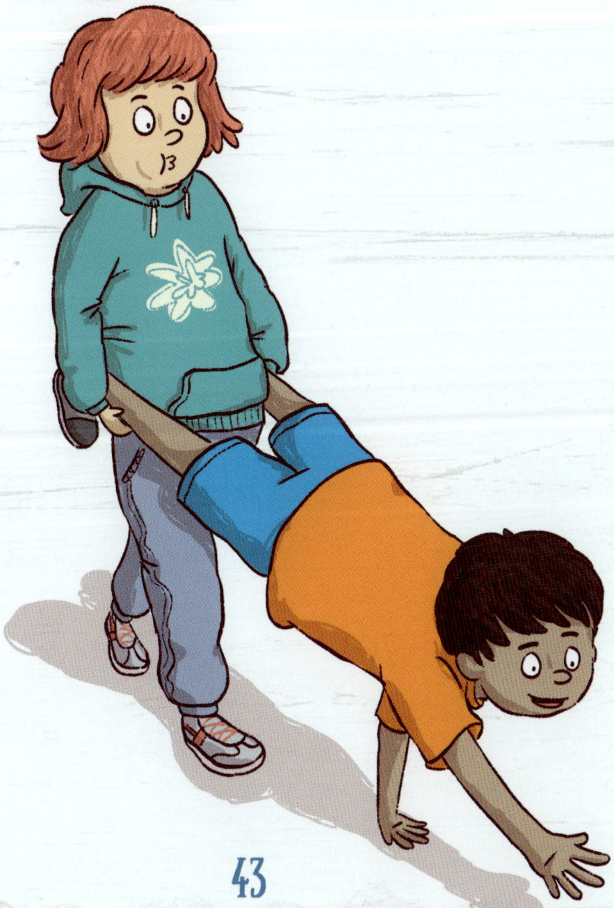

IM FLOW

Fast wie von selbst

Als Flow bezeichnet man einen Zustand höchster Konzentration und völliger Versunkenheit in eine Tätigkeit. Im Flow läuft alles wie von selbst und du fühlst dich gut. Von einem solchen Flow träumen viele und wünschen ihn sich sehnsüchtig.

Vielleicht hast du auch schon mal einen Flow erlebt, ohne es zu wissen. In seiner Jugend trainierte Karsten jeden Tag schwimmen. Da war er oft im Flow: Es war der Moment, in dem er scheinbar mit Leichtigkeit und ohne Anstrengung durchs Wasser gleiten konnte.

Der Flow selbst passiert in deinem Gehirn und kommt zustande, wenn du dich in deinem **Optimum** bewegst. Der Glücksforscher Mihály Csíkszentmihályi hat dazu eine ganz einfache Abbildung gemacht: Für ihn war der „Flow-Kanal" genau zwischen Über- und Unterforderung. Die Anforderung der Aufgabe und die eigenen Fähigkeiten müssen also zueinanderpassen. Wenn du dich dann nicht ablenken lässt, hast du gute Chancen, in den Flow zu kommen.

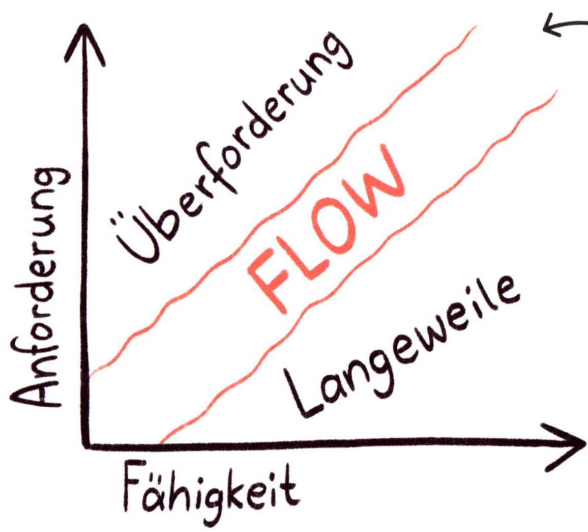

Deine Fähigkeit kann gering sein (zum Beispiel, wenn du mit einer Sportart beginnst) oder sie ist groß (wenn du schon ein Profi bist). Egal, wo du stehst, die Anforderung kann groß oder klein sein. Der Flow ist genau dazwischen.

Man kann sogar als Gruppe in den Flow kommen. Zum Beispiel sind Sänger*innen in einem Chor im Flow, wenn sie scheinbar mühelos und ohne Dirigent*in miteinander **synchron** sind.

Forscher*innen im California Institute of Technology in Pasadena konnten kürzlich sogar zeigen, dass mehrere Spieler*innen in einem Computerspiel in den Flow kommen können: Ihre Gehirnwellen hatten sich synchronisiert und man sah, dass bei allen die gleichen Hirnbereiche aktiv waren.

So etwas gibt es auch, wenn eine Gruppe zum Beispiel Volleyball spielt. Eine gut aufeinander eingestellte Mannschaft kann schnell in den Flow geraten, was allen ein herrliches Gefühl bereitet.

Auch dieses Gefühl hat etwas mit der Evolution zu tun. Unser Körper belohnt uns für etwas, das wir in unserem Leben dringend brauchen und das wir gut können müssen. Eine wichtige Voraussetzung für den Flow: Du musst dich konzentrieren und darfst dich von nichts ablenken lassen, auch nicht von einem Fitnesstracker.

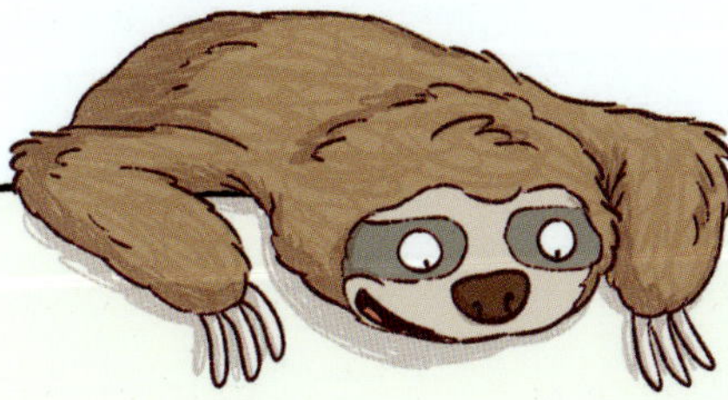

INFOKASTEN

Mihály Csíkszentmihályi war Professor für Psychologie an der University of Chicago und hat sich intensiv mit dem Phänomen des Flows beschäftigt. Er nannte nicht nur die Vorteile, sondern hat auch vor ihm gewarnt. Er wusste, dass dieser Zustand ausgenutzt werden kann, denn es passiert schnell, dass man im Flow weniger auf Gefahren achtet.

Außerdem gibt es die Gefahren eines Massen-Flows. Als Beispiel dafür hat Csíkszentmihályi oft die perfekt inszenierten Sportveranstaltungen der Nazis angeführt: Damals haben manche Sportler*innen und Zuschauer*innen im Flow tatsächlich geglaubt, dass wir Deutschen etwas Besonderes und vielleicht sogar Übermenschen sind.

SECONDHAND-SPORT & LOVE BRANDS

Sport, den du nicht machst

Secondhand bedeutet aus zweiter Hand; du nutzt etwas, das schon jemand anderes benutzt hat. Das ist aus zweierlei Gründen sinnvoll: Du bekommst es preiswerter, hast aber noch denselben Nutzen. Und du hilfst der Umwelt, weil es nicht gleich weggeworfen wird.

Wenn wir von „Secondhand-Sport“ sprechen, meinen wir allerdings etwas ganz anderes und, um ehrlich zu sein, machen uns ein bisschen darüber lustig. „Secondhand-Sport“ nennen wir Sport, den eigentlich jemand anderes betreibt. Du machst ihn nur in Gedanken, weil du ihn dir ansiehst.

Es gibt viele Sportfans, deren einzige sportliche Aktivität darin besteht, anderen beim Sport zuzusehen. Das geht sogar so weit, dass manche Erwachsene bequem auf dem Sofa sitzen, Bier trinken und Chips essen und, obwohl sie allein sind, lautstark eine*n Spieler*in anschreien. Die Situation ist völlig absurd, denn der*die Fußballspieler*in im Fernseher kann es ja nicht hören. Das Gleiche kann auch in Gemeinschaft passieren: Fans schimpfen oder freuen sich im Chor. Das macht natürlich Spaß, ist aber eben kein Sport.

Secondhand-Sport hat aber auch seine guten Seiten. Denn wenn er dich anregt, Stil und Technik deiner Vorbilder oder Idole nachzueifern, ist das richtig clever! Die meisten Profis haben viele Jahre in ihre Körper investiert, und wenn man sich von ihnen mit wenig Mühe ein paar Tricks abschauen kann, spart man sich Umwege. Doch genau genommen gibt es beim Sport keine Umwege, denn jede Bewegung ist für deinen Körper gut.

Es ist aber ein großer Unterschied, ob man Fan von jemandem oder etwas ist oder ob es um Vorbilder und Idole geht. Vorbilder und Idole versucht man zu verstehen, ihnen nachzueifern und von ihnen zu lernen. Ein Fan ist etwas anderes (siehe Infokasten).

Das Wort „Fan“ kommt übrigens nicht von fantastisch, sondern von fanatisch. Fanatismus oder auch **Love Brands** bergen eine Menge Gefahren, denn meist spielt der Verstand eine untergeordnete Rolle und Gefühle bilden die Grundlage für Handlungen. So werden bestimmte Marken lieber gekauft als ein besseres Produkt und Fußballfans bewerten nachweislich das Spiel ihrer Mannschaft besser als das der Gegner*innen.

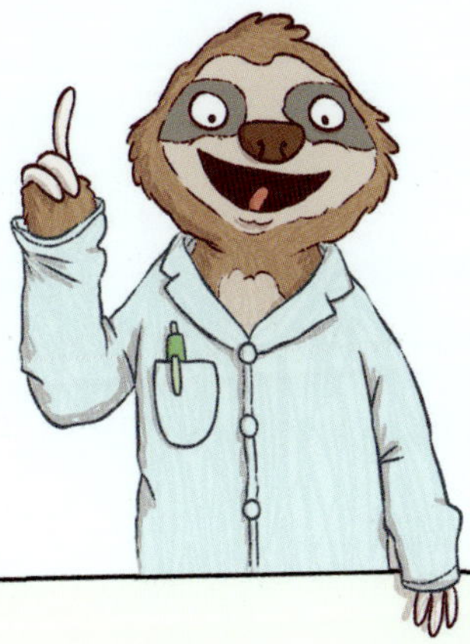

INFOKASTEN

Fans sind Menschen, die eine intensive Beziehung zu etwas eingehen, das für sie selbst nicht erreichbar ist. Ein gutes Beispiel sind Fußballfans: Sie wissen alles über den Sport, den Verein und die Ergebnisse, doch mitspielen dürfen sie nicht. Auch Musikfans haben eine enge Bindung an ihren Star, aber auch diese Hingabe wird nicht erwidert und mehr als ein Autogramm ist nicht drin.

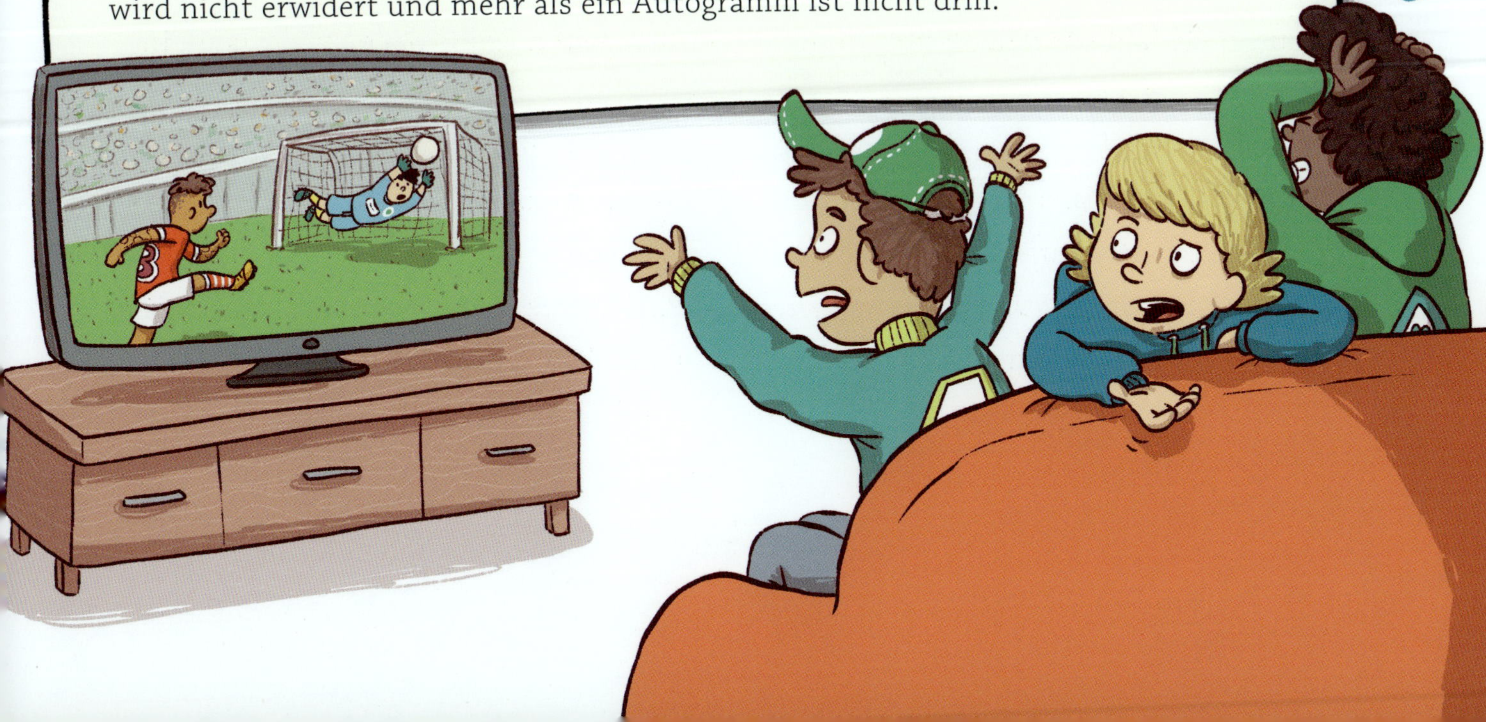

AUSDAUERSPORT

In der Ruhe liegt die Kraft

Nach so viel Extremcouching hast du dir aber nun wirklich ein bisschen Praxis verdient. Laufen, Schwimmen, Fahrradfahren, Rudern und Skilanglauf sind Beispiele für Ausdauersportarten. Allen gemein – und dafür steht auch der Name – ist, dass sie eine gewisse Ausdauer voraussetzen. Wenn du nur fünf Minuten am Stück rennen kannst, hast du keine Ausdauer und dein kleiner Sprint geht auch nicht als Ausdauersport durch. Für den Ausdauersport gilt: Du schaffst es, ihn über einen längeren Zeitraum durchzuführen.

Wenn du Ausdauersport betreibst, hat dein Körper normalerweise genügend Sauerstoff. Man sagt: Du bist im aeroben Bereich. Das bedeutet, dass dein Herz und deine Lunge genügend Sauerstoff zu deinen Muskelzellen transportieren. Das geschieht über dein Blut.

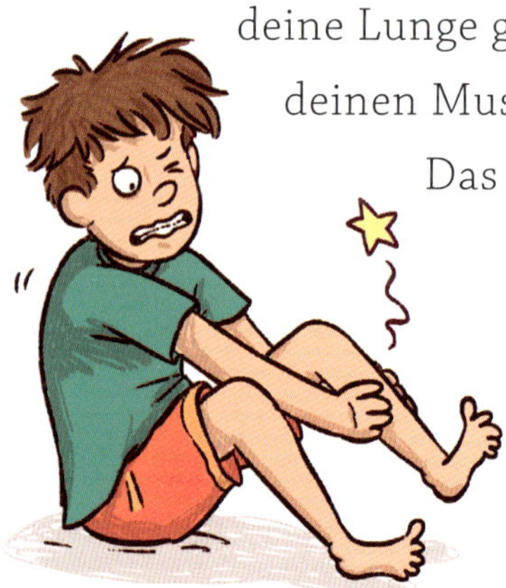

Wenn du aber mehr Sauerstoff verbrauchst, als dein Kreislauf liefern kann, hat dein Körper noch eine Art Turbobooster. Er wechselt die Art und Weise, wie er Energie für die Muskelzellen produziert.

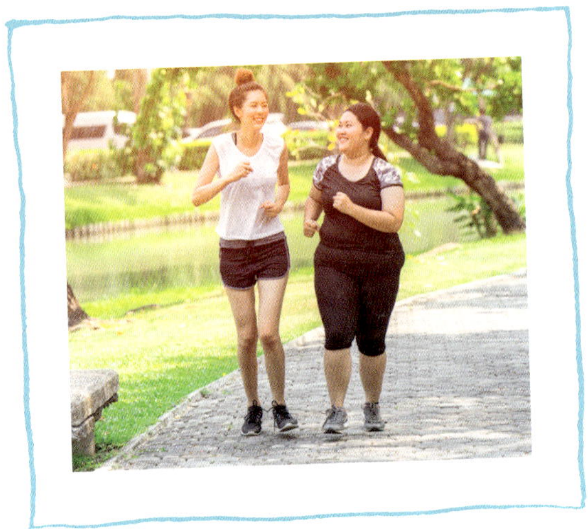

Alle haben ihren eigenen Rhythmus.

Er betreibt Milchsäuregärung: **Zuckermoleküle** werden dabei ganz ohne Sauerstoff in **Milchsäure** umgewandelt. Die

Energie, die durch diesen Prozess entsteht, ist gering, genügt aber, um in einer Extremsituation leistungsfähig zu bleiben. Ein genialer Trick, den du manchmal mit Muskelkater bezahlst (siehe Infokasten).

Im typischen Ausdauersport befindet man sich kurz vor diesem Bereich. „Laufen ohne Schnaufen" nennt das Professor Seidel aus Weimar. Das Schöne am Ausdauersport ist, dass ihn praktisch jede*r machen kann – egal wie alt, gesund oder dick. Wenn dein Herz und Kreislaufsystem gesund sind, kannst du Ausdauersport betreiben.

Aber Achtung! Professor Seidel betont dabei, dass Jugendliche erst ab einem Alter von fünfzehn Jahren Ausdauersport betreiben sollten. Dabei geht es ihm natürlich nicht um eine kurze Joggingeinheit oder Langlaufen mit deinen Eltern oder ausgiebiges Schwimmen im See, nein, es geht ihm um Leistungssport. Seiner Meinung nach ist die einseitige Belastung beim Training einer bestimmten Ausdauersportart Gift für einen noch wachsenden jungen Körper.

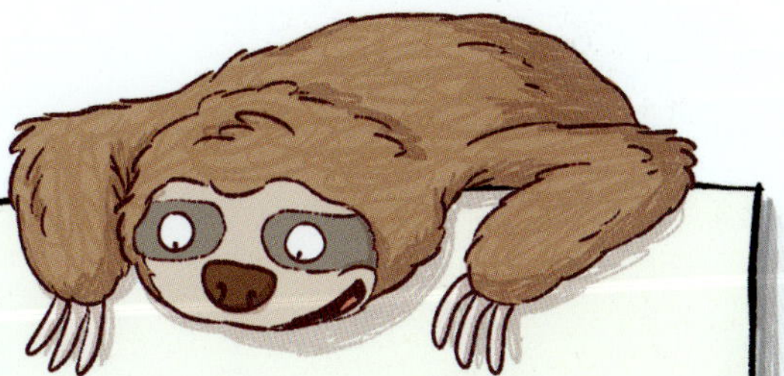

INFOKASTEN

Muskelkater

Muskelkater entsteht, wenn du über deine Leistungsgrenze gegangen bist. Früher glaubte man, dass die Milchsäure den Muskelkater auslöst. Heute weiß man: Milchsäure baut sich sehr schnell ab und ist schon nach ein paar Stunden verschwunden. Muskelkater kommt aber erst nach etwa einem Tag. Laut neueren Forschungen ist der Muskelkater eine leichte Entzündung, mit der dein Körper auf eine Verletzung deiner Muskelproteine (Sarkomere) reagiert. Das ist übrigens nicht schlimm, denn nach zwei Tagen ist alles wieder gut und deine Muskeln passen sich an die neue und ungewohnte Belastung an. Schon beim nächsten Training hast du weniger Probleme.

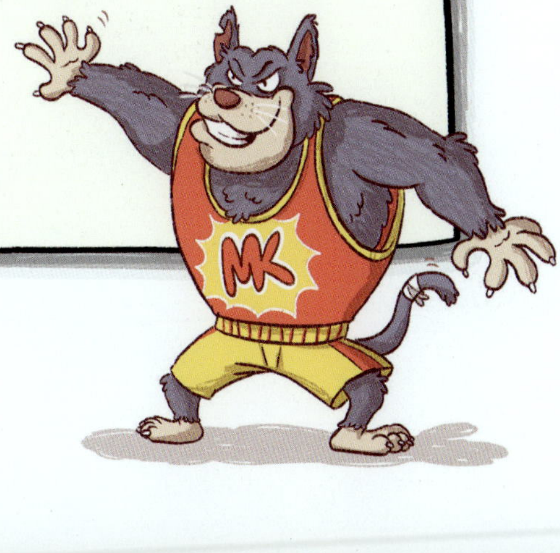

Viel besser und auch nicht so langweilig ist es, wenn du verschiedene Ausdauersportarten kombinierst. Du könntest einmal in der Woche laufen, einmal schwimmen und einmal Rad fahren, ganz wie es dir gefällt. Auf diese Weise verteilst du die Belastung auf deinen Körper und hast zusätzlich den Vorteil, dass dieser die unterschiedlichen Bewegungsformen optimiert.

Viele Erwachsene machen oft nur *eine* Ausdauersportart, weil sie sich daran gewöhnt haben. Vermutlich kennen sie auch gar nicht die Vorteile, welche die Kombination verschiedener Sportarten bietet.

Ausdauersport trainiert aber nicht nur deine Muskeln und dein Herz-Kreislauf-System, er hat auch indirekte Wirkungen: Er stärkt dein **Immunsystem**. Die Folge: Du bist fit, wirst weniger schnell krank. Und Ausdauersport macht glücklich, vielleicht sogar mehr als Schokolade (siehe Infokasten *Runner's High*).

Für viele ist der Ausdauersport auch eine Möglichkeit, Energie zu verbrauchen beziehungsweise überschüssiges Körpergewicht loszuwerden. Eine vierzig Kilo schwere Person verbraucht pro Stunde Aktivität ungefähr folgende Energie:

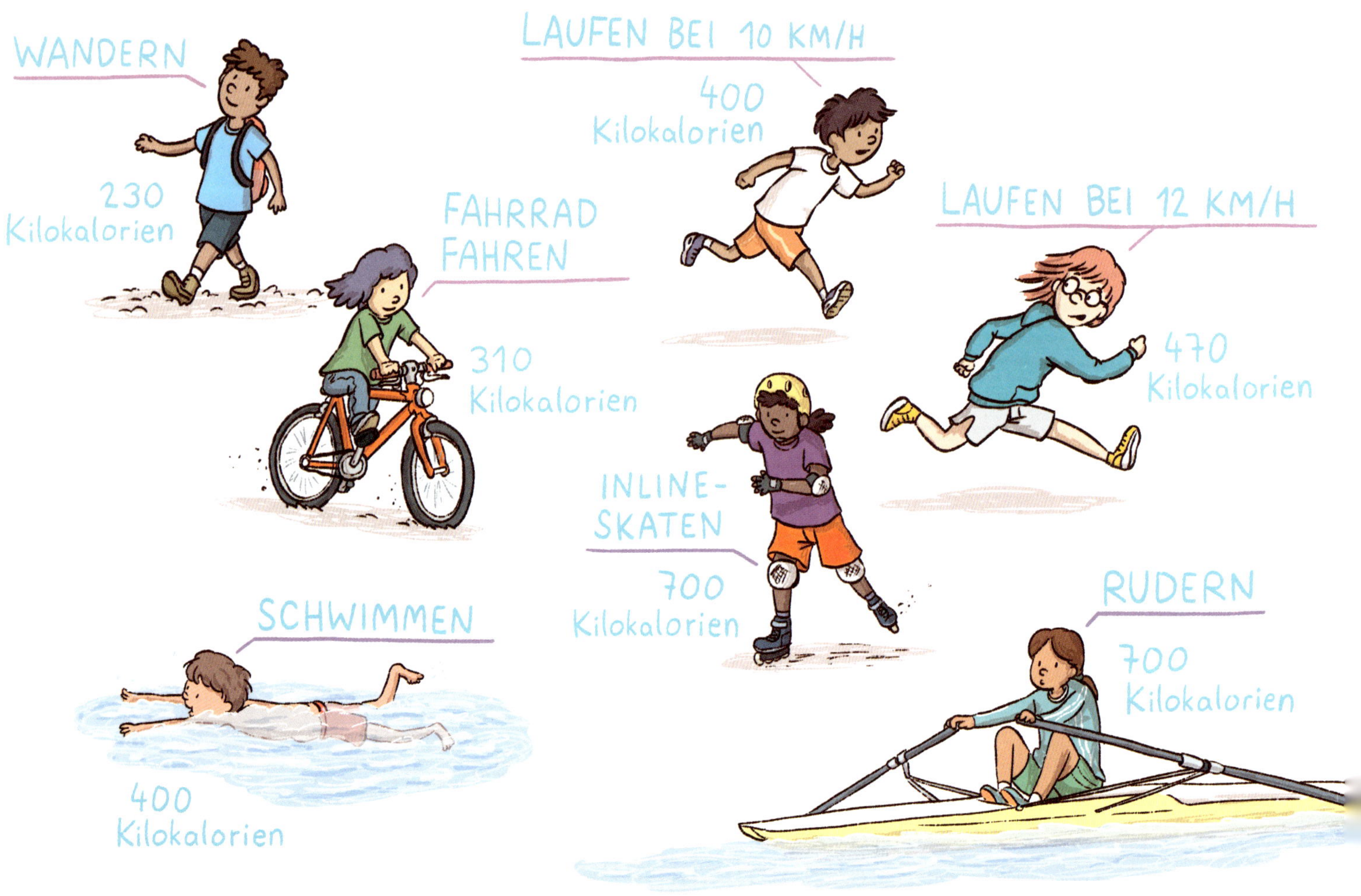
WANDERN
230 Kilokalorien
LAUFEN BEI 10 KM/H
400 Kilokalorien
FAHRRAD FAHREN
310 Kilokalorien
LAUFEN BEI 12 KM/H
470 Kilokalorien
INLINE-SKATEN
700 Kilokalorien
SCHWIMMEN
400 Kilokalorien
RUDERN
700 Kilokalorien

Kilokalorien sind eine veraltete, aber gebräuchliche Einheit für den Energieverbrauch eines Menschen: Eine erwachsene Frau verbraucht ungefähr 2.000, ein erwachsener Mann ungefähr 2.500 Kilokalorien pro Tag. Natürlich richtet sich der Verbrauch hauptsächlich nach dem Gewicht und der Aktivität der Person.

Um mehr über den Energieverbrauch deines Körpers zu erfahren, könntest du die Energie von allen Lebensmitteln, die du zu dir nimmst, aufschreiben und zusammenrechnen. Wer abnehmen will, muss theoretisch immer weniger Energie zu sich nehmen, als er braucht. Der Verzicht auf Zucker und die Umstellung auf Vollkorn spart dir aber viel Rechnerei.

Du stehst auf starke Muckis? Ausdauersport hilft dir, sie zu bekommen (siehe nächste Seite).

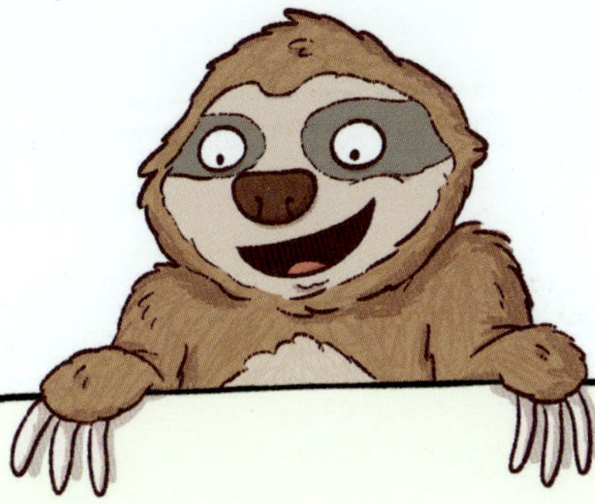

INFOKASTEN

Runner's High

Als Runner's High wird ein rauschähnlicher Zustand bezeichnet, den beispielsweise Marathonläufer*innen erreichen, wenn sie sehr lange rennen. Um die Belastung des Körpers zu ertragen, werden Endorphine ausgeschüttet. Dabei handelt es sich um körpereigene Schmerzmittel, die bei hoher Belastung oder auch einem Unfall dafür sorgen, dass wir nicht so stark leiden. Es gibt aber auch ein kleines Runner's High und das kennen die meisten Ausdauerhobbysportler*innen auch. Es wird von **Endocannabinoiden** ausgelöst. Sie sorgen für ein schönes Hochgefühl beim Sport und lindern Angst, Stress und Schmerzen. Diese Stoffe ähneln dem **Cannabis**, aber den muss man von außen zuführen. Daher rauchen manche gern einen Joint. Sport ist aber in jedem Fall die bessere Wahl!

KRAFTSPORT

Das ist doch nichts für Kinder!

Egal ob Mann oder Frau, Mädchen oder Junge – ein toller, muskulöser Körper ohne Fett ist nicht normal. Wer einen Sixpack à la Henry Cavill (dem Schauspieler von Superman) und Oberarme wie Dwayne Johnson (ebenfalls Schauspieler und auch bekannt als „The Rock“) haben möchte, muss seinen Körper meist dazu zwingen.

Doch dürfen Kinder überhaupt Kraftsport machen? Noch vor wenigen Jahren wäre die Antwort nein gewesen. Heute wissen wir mehr. Kraftsport ist für Kinder ab ca. neun gut – vorausgesetzt er wird richtig gemacht. Hauptregel dabei: nicht übertreiben!

Kraftsport darf für Kinder niemals die einzige Sportart sein, so wie das oft bei erwachsenen Bodybuilder*innen der Fall ist. Zweimal pro Woche fünfzehn Minuten als Ergänzung zum normalen Sport ist super.

Typische Kraftsportübungen für Kinder werden mit dem eigenen Körpergewicht gemacht, also ohne Gewichte und Hilfsmittel. Wenn du schon in der Pubertät bist, darfst du auch einen Medizinball oder eine leichte Hantel benutzen. Die Übungen stabilisieren den gesamten Körper und verringern dadurch die allgemeine Gefahr, dich bei Unfällen zu verletzen, du bist einfach stabiler. Eine tolle Möglichkeit, abwechslungsreich Kraftsport zu betreiben, ist Zirkeltraining (siehe Infokasten).

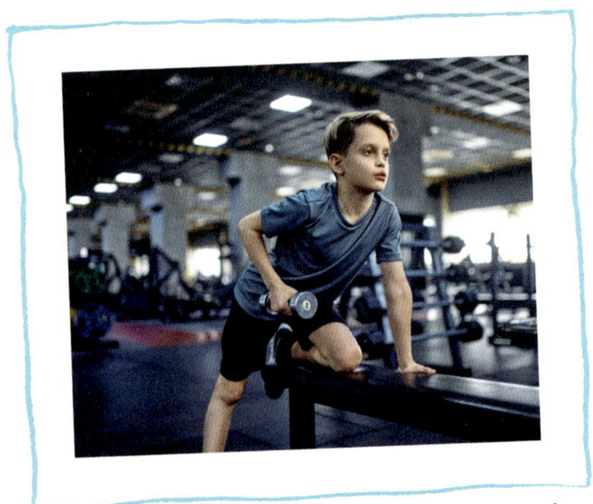

Kraftsport ja, aber größere Gewichte erst nach der Pubertät!

Eines spielt beim Kraftsport aber eine besondere Rolle: Dein Körper wächst und er tut es in Phasen. Manchmal funktionieren routinierte Bewegungen plötzlich nicht mehr so einfach: Du greifst zum Beispiel nach einem Glas und wirfst es dabei um. Das ist ein typisches Zeichen dafür, dass du einen ordentlichen Wachstumsschub hattest.

Wenn du so etwas bemerkst, sei beim Sport vorsichtig! Dein Gehirn muss sich noch an deinen größeren Körper gewöhnen und viele Bewegungen neu koordinieren: Ein Arm, der länger geworden ist, hat beispielsweise auch einen längeren Hebel, den deine Muskeln bewältigen müssen. Es dauert eine Weile, bis dein Gehirn das gecheckt hat, und du solltest in dieser Zeit nicht so viel von deinem Körper verlangen.

Viele der knallharten Bodybuilder*innen und Kraftsportler*innen vermeiden Ausdauersport, weil sie befürchten, dass der Muskelaufbau verhindert wird. Das ist irgendwie auch nachvollziehbar, denn beim Ausdauersport geht es darum, sehr effizient eine bestimmte Strecke zu überwinden. Dein Körper stellt sich darauf ein und eine gute Möglichkeit, Energie zu sparen, ist, dein Körpergewicht zu reduzieren. Dies steht natürlich dem Wunsch, größere Muckis zu bekommen, entgegen.

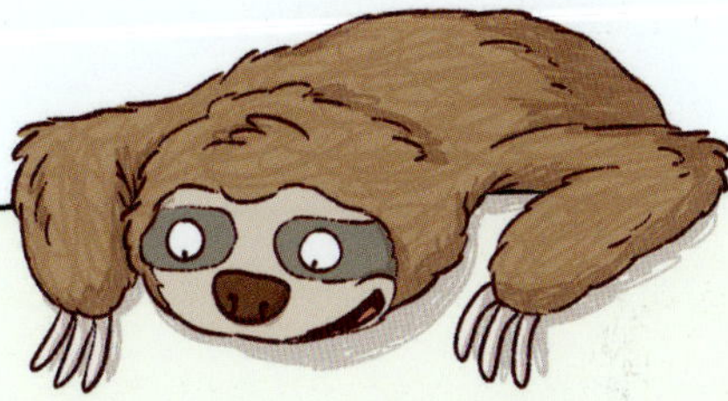

INFOKASTEN

Zirkeltraining

Beim Zirkeltraining gibt es verschiedene Stationen. An jeder machst du eine andere Übung. Wie ein Zirkeltraining abläuft, kann ganz unterschiedlich sein. Vielleicht führst du jede Übung zwanzig Sekunden aus, dann machst du Pause, bewegst dich locker für ca. vierzig Sekunden und gehst zur nächsten Station. Wenn du ein- oder zweimal zehn Übungen gemacht hast, war das ein tolles Training. Wenn du dies ein- oder zweimal pro Woche schaffst, wird es dir dein Körper danken.

Ausdauersport ist allerdings kein Feind von starken Muckis. Im Gegenteil – er kann sogar beim Muskelaufbau helfen. Man spricht dann von **Kapillarisierung**.

Ausdauersport sorgt dafür, dass deine Muskeln gut durchblutet werden. Um dies zu erreichen, bilden sich kleine Kapillaren, durch die deine Muskelfasern mit Blut und damit mit Energie und Sauerstoff versorgt werden.

Anders als deine Adern (siehe Infokasten auf Seite 55), die als kleine Schläuche durch deinen Körper laufen, sind Kapillaren eher Spalten zwischen deinen Zellen. Das funktioniert so ähnlich wie bei der Bewässerung eines Gartens mit einem Rasensprenger: Die Schläuche transportieren das Wasser, aber es kommt erst am Ende aus ihnen heraus. Deine Adern verlieren auf ihrem Weg durch deinen Körper auch kein Blut, erst am Ende, im sogenannten Kapillarsystem, verteilt sich das Blut in deinem Körper. Deine Kapillaren sind also wie der Rasensprenger im Garten: Sie verteilen das Blut ganz fein, sodass auch die Zellen in der hintersten Ecke deines Körpers gut versorgt werden.

Ausdauersport fördert die Bildung dieser Kapillarspalten und so werden deine Muskeln, wenn sie beim Kraftsport richtig gefordert werden, prima versorgt. Der Königsweg ist somit die Kombination aus beidem.

Da wir heute in den seltensten Fällen noch starke körperliche Arbeit verrichten, könnten wir eigentlich auf große Muskeln verzichten. Doch vielleicht liest du dieses Kapitel, weil du Muskeln haben möchtest. Egal, ob du ein Mädchen oder ein Junge bist, Muskeln können gut aussehen, wenn man es nicht übertreibt!

Es gibt noch einen weiteren Vorteil: Im Verlauf deines Lebens wird Muskelmasse abgebaut und je mehr du in deiner Jugend aufgebaut hast, desto mehr davon hast du fürs Alter. Und desto schneller kannst du im Alter auch wieder Muskeln aufbauen. Diese Fähigkeit ist übrigens auch wichtig, wenn du dir einmal einen Arm oder ein Bein brichst. Und das kann jederzeit passieren.

Auf der übernächsten Seite gibt es neun Tipps für den Muskelaufbau.

INFOKASTEN

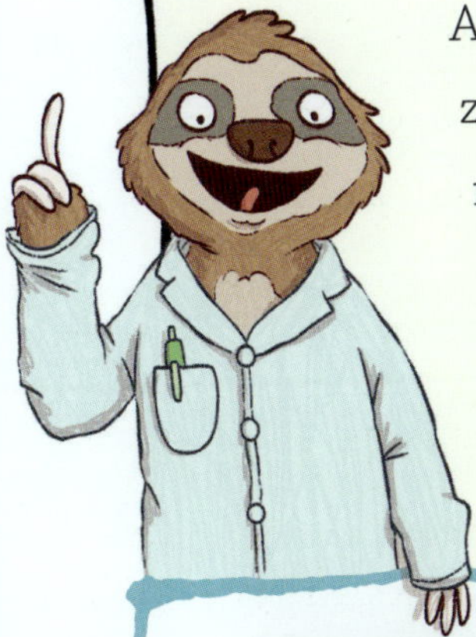

Arterien und Venen sind Schläuche, die sich durch deinen ganzen Körper ziehen. Arterien kommen vom Herzen und transportieren sauerstoffreiches Blut in deinen Körper hinein. Sie stehen unter hohem Druck, und wenn du sie verletzt, spritzt das Blut stoßartig aus ihnen heraus. Venen hingegen stehen unter keinem hohen Druck. Sie bringen das verbrauchte Blut zur Lunge und zum Herzen, wo der Kreislauf von vorne beginnt.

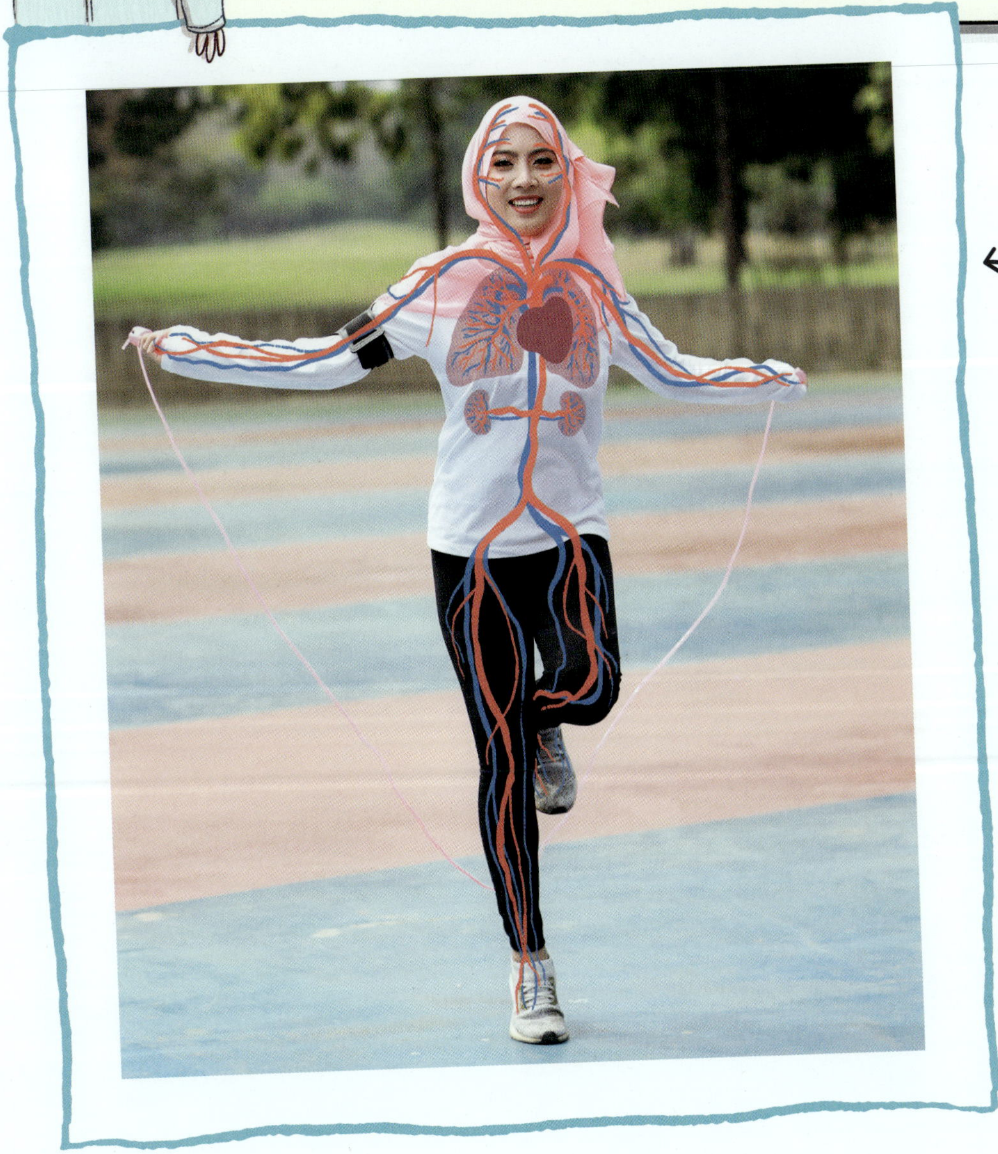

Ausdauersport gehört zum Kraftsport dazu!

1. Wenn du einen kräftigeren Körper haben möchtest, musst du deine Muskeln fordern. Erwachsene machen ihre Übungen so lange, bis ihre Muskeln versagen. Du brauchst das nicht, denn deine Muskeln sind sowieso im Wachstum, aber auch du musst ihnen durch Training den Reiz geben.

2. Nimm den Schwung raus! Kraftübungen sollte man langsam und kontrolliert machen. Wenn du z. B. einen Klimmzug machst, könnte das Hochziehen eine Sekunde und das Herunterkommen zwei Sekunden dauern. Dein Körper will sich nicht anstrengen und lieber Energie sparen, darum nutzt er geschickt den Schwung. Achte ganz besonders darauf, dass du die Übungen richtig machst. Atme bei der Anstrengung aus, das schützt deine kleinen Äderchen und Lungenbläschen vor zu hohem Druck.

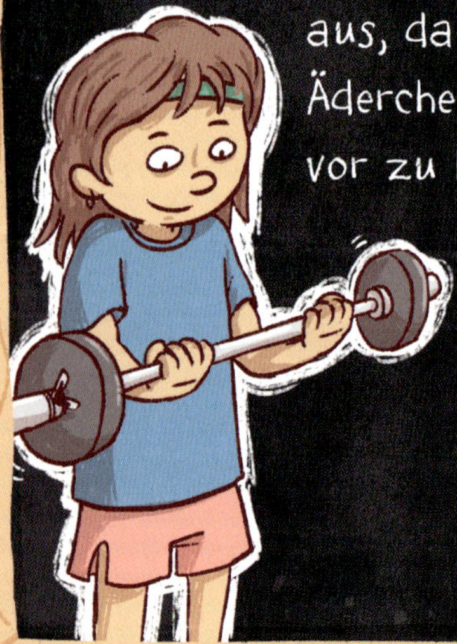

3. Muskeln wachsen nicht, wenn du sie belastest, sondern wenn sie nichts zu tun haben. Darum sind Pausen sehr wichtig. Zweimal pro Woche trainieren reicht. Wenn du erwachsen bist, kannst du alle zwei Tage ran.

4. Trainiere in Serien: Also z. B. zehn Liegestütze, eine Minute Pause, dann noch mal zehn Stück. Bei dir reichen zwei Wiederholungen, denn deine Muskeln wachsen fast von ganz allein. Erwachsene machen meist drei bis fünf Serien, denn ihre Muskeln brauchen stärkere Signale. Sind zehn Liegestütze zu schwer, machst du nur acht, war es zu leicht, machst du zwölf. Achtung: Beim ersten Mal droht Muskelkater!

5. Anzahl der Wiederholungen: Du hast unterschiedliche Muskelfasertypen. Die einen sind schnell, aber nicht so stark, die anderen sind langsam,

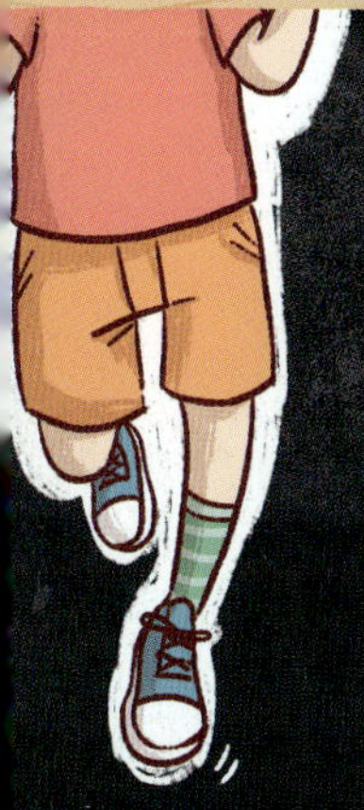

aber stark. Darum wird in den Fitnesscentern dieser Welt ausgiebig über die Anzahl der Wiederholungen diskutiert. Ignoriere diese Diskussion und die Tipps für Erwachsene im Internet! Für Kinder vor der Pubertät ist eine höhere Anzahl besser. Die Übungen mit wenigen Wiederholungen brauchen sehr viel Kraft. Diese hast du, doch aufgepasst: Dein Stützapparat, deine Sehnen und Bänder können diese Kraft noch nicht verarbeiten und du läufst Gefahr, dich durch deine eigene Kraft zu verletzen.

6. Zwei Drittel deines Trainings sollte sich auf deinen ganzen Körper konzentrieren und ein Drittel auf besondere Muskeln, wie zum Beispiel deine Oberarme.

7. Wenn du deine Muskeln behalten willst, musst du immer weiter trainieren. Sobald du aufhörst, „denken“ deine Muskeln: „Ups, ich werde nicht gebraucht, also baue ich mich schnell wieder ab.“ Du weißt ja: Das Faultier in dir will Energie sparen. Und Muskeln kosten Energie, selbst wenn sie nichts tun.

8. Vermeide Stress und wenig Schlaf! Testosteron ist ein **Hormon,** das den Muskelaufbau unterstützt, Cortisol ist sein Gegenspieler. Wenn du Stress hast, ist die Cortisolkonzentration hoch und du kannst kaum Muskeln aufbauen. Das kann auch passieren, wenn du zu wenig schläfst.

9. Wichtig: Nur Muskelmasse aufzubauen macht dich noch lange nicht sportlich. Du brauchst auch Ausdauer, Geschicklichkeit und Gelenkigkeit. Doch dazu mehr auf der nächsten Seite.

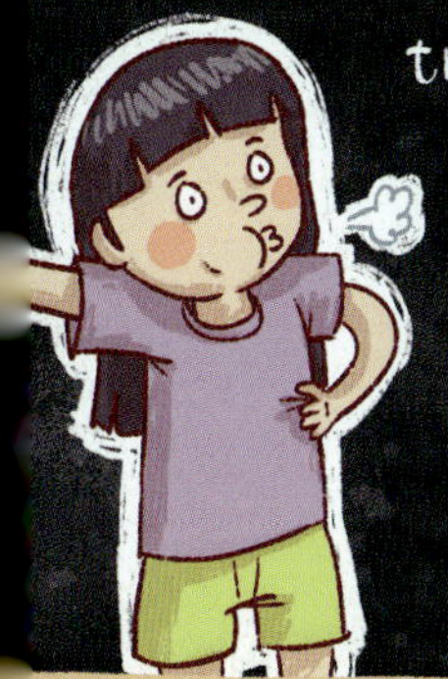

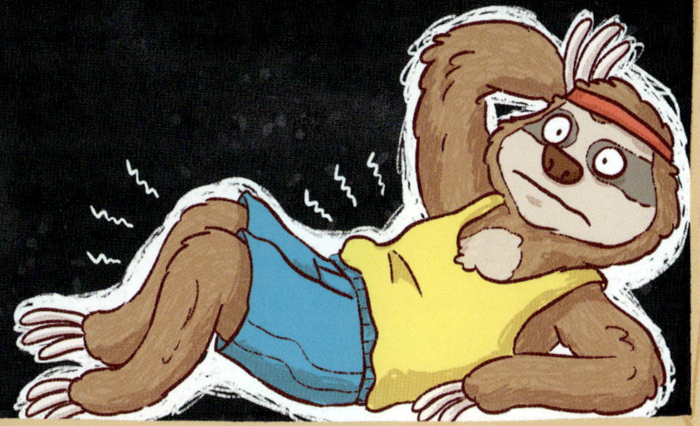

CALISTHENICS

Dein Körper als Fitnesscenter

Für viele Sportarten brauchst du eine oft teure Ausrüstung. Vielleicht musst du zur Ausübung sogar irgendwo hingehen.

Für deine tägliche Ration Sport gibt es eine einfache Lösung: Nutze deinen Körper als Sportgerät! So funktioniert auch die Sportart Calisthenics. Dabei werden Kraft, Ausdauer und Geschicklichkeit trainiert und du musst dir noch nicht einmal Turnschuhe dafür kaufen. Du machst die Übungen, wann und wo du willst, denn das Gewicht, das du stemmst, ist dein eigener Körper.

Das Zauberwort heißt Schwierigkeitsstufen. Normalerweise fällt es uns leicht, unseren Körper zu bewegen, doch in Calisthenics kannst du mithilfe der Progressionsstufen den Schwierigkeitsgrad der Übungen erhöhen. Wenn du zum Beispiel eine Übung mit zehn Wiederholungen machen willst, veränderst du die Übung derart, dass du gerade so zehn Wiederholungen schaffst. Um das zu verstehen, hilft dir das Beispiel Liegestütze:

Vermutlich kannst du ohne Probleme zwei Serien mit zehn Liegestützen ausführen. Ist dir das zu leicht und du schaffst auch zwei Serien mit 25 Liegestützen, kannst du die Art und Weise, wie du deine Liegestütze machst, ändern.

Aber auch hier die Bitte: Mach die schweren Übungen erst nach der Pubertät. Lass dich von den durchtrainierten Körpern auf Youtube nicht verleiten und geh nicht über deine Grenzen. Du hast Zeit! Und was nützt es dir, wenn du dabei etwas kaputt machst und dann dein ganzes Leben Probleme damit hast?

BEWEGUNGSTIPPS

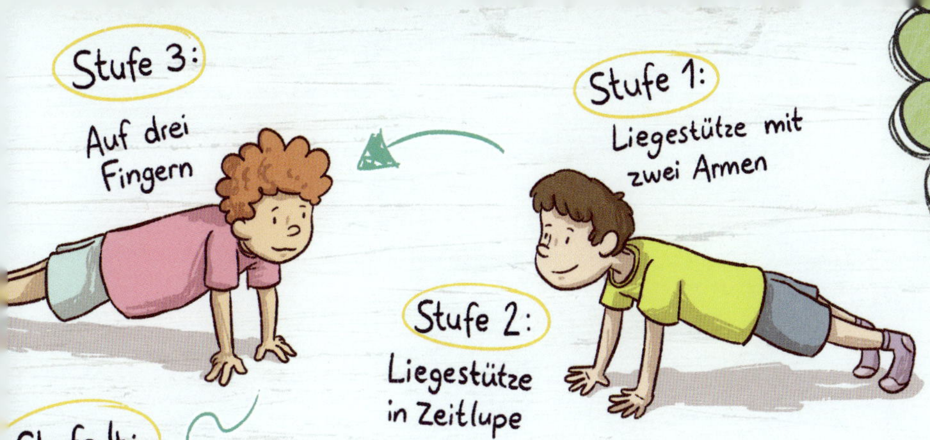

Stufe 1:
Liegestütze mit zwei Armen
Stufe 2:
Liegestütze in Zeitlupe
Stufe 3:
Auf drei Fingern

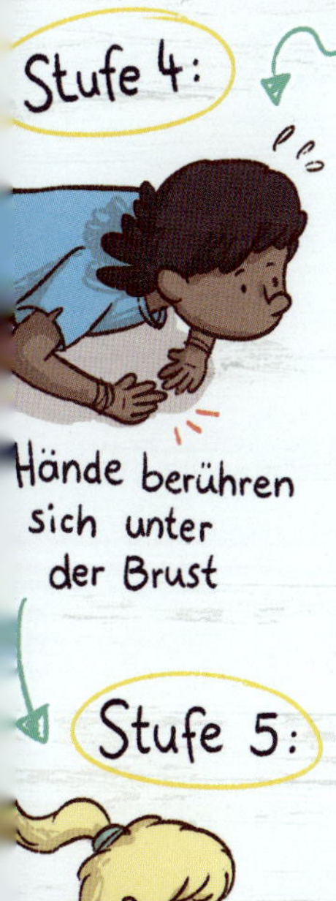

Stufe 4:
Hände berühren sich unter der Brust
Stufe 5:

Wie du gerade schon erfahren hast, sind Kraftsportübungen, die deinen Stützapparat stark belasten, nicht empfehlenswert und du solltest sie wirklich erst nach der Pubertät machen. Die höheren Schwierigkeitsstufen auf dieser Seite sind somit nicht zum Nachmachen, sondern nur zum besseren Verständnis der grundsätzlichen Idee hinter Calisthenics gedacht. Wenn du jetzt aber dennoch mit den leichten Übungen beginnst, kann sich dein Körper daran gewöhnen und du hast eine super Grundlage für den Rest deines Lebens. Am besten, du besprichst die Übungen mit deinem*r Sportlehrer*in oder Trainer*in, bevor du sie machst.

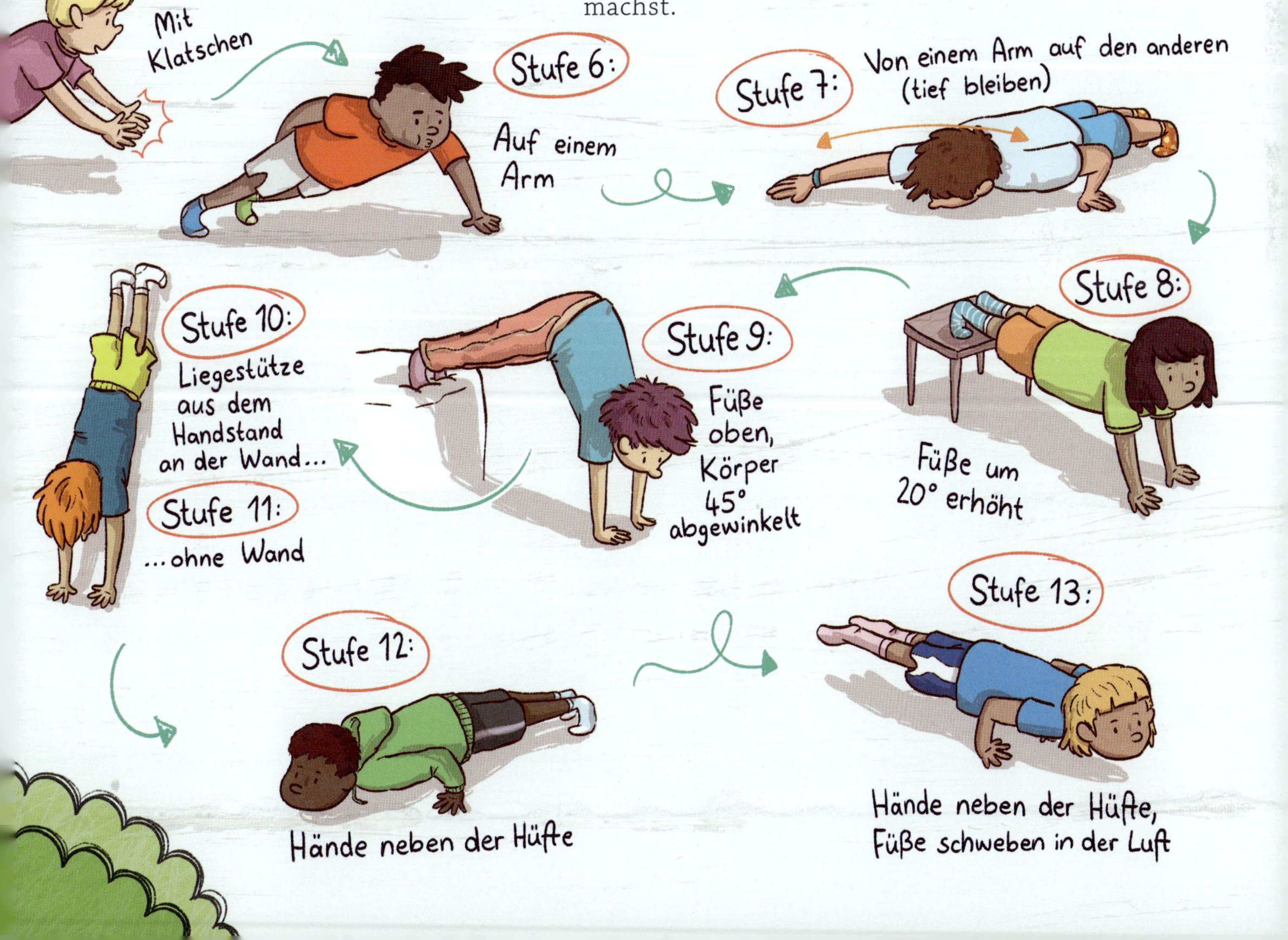

Mit Klatschen
Stufe 6:
Auf einem Arm
Stufe 7:
Von einem Arm auf den anderen (tief bleiben)
Stufe 8:
Füße um 20° erhöht
Stufe 9:
Füße oben, Körper 45° abgewinkelt
Stufe 10:
Liegestütze aus dem Handstand an der Wand …
Stufe 11:
… ohne Wand
Stufe 12:
Hände neben der Hüfte
Stufe 13:
Hände neben der Hüfte, Füße schweben in der Luft

STRETCHING & YOGA

Die Magie des Aufwärmens und Dehnens

Wenn du auf Youtube oder TikTok nach Dehnübungen suchst, findest du die tollsten Verrenkungen und fragst dich, warum das bei dir nicht geht.

Abgesehen von der Tatsache, dass jeder Mensch durch seine Gene ein wenig anders gebaut ist, können wir uns alle dehnen und unsere Muskeln strecken. Im Prinzip ist es egal, wie weit das bei dir geht, Hauptsache, du kommst an deine Grenzen. In diesem Moment sind deine Muskeln maximal gedehnt und genau das brauchen sie, damit sie sich nicht verkürzen.

Nach einem Training, bei dem du immer wieder deinen Muskeln befohlen hast, sich zusammenzuziehen und Arbeit zu verrichten, brauchst du die Dehnung als Gegenspieler. Machst du das nicht, verlierst du auf Dauer deine Beweglichkeit. Es ist aber auch sinnvoll, sich vor dem Training, aber nach dem Aufwärmen zu dehnen.

Wenn du stürzt, kann das entscheidend sein: Entweder verletzt du dich und hast Schmerzen oder du rollst dich cool ab und machst weiter. Außerdem gelingen dir viele Übungen besser, wenn du dich vorher gedehnt hast.

Dies war schon unseren Vorfahr*innen bekannt und wir kennen dieses Wissen heute unter dem Namen Yoga. In den alten indischen Schriften der Veden wurde Yoga schon vor über 3.000 Jahren erwähnt. Yoga ist somit ein echter Schatz der Menschheit und die **Unesco** hat die indische Yoga-Lehre sogar als Weltkulturerbe anerkannt. Yoga ist übrigens viel mehr als nur kluge Dehnungsübungen, doch das ist nicht das Thema dieses Buches.

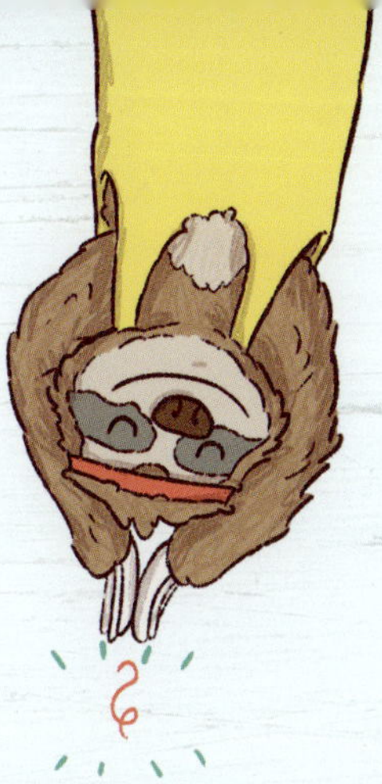

BEWEGUNGSTIPPS

Aufwärmen mit Burpees

Eine effektive Übung, um in kürzester Zeit so richtig außer Puste zu kommen und durchgewärmt zu sein. Wie viele schaffst du: zehn oder zwanzig?

Die Yoga-Dreieckshaltung

Yoga solltest du von einem Profi lernen, aber zum Beispiel die Dreieckshaltung (Trikomasana) kannst du auch alleine machen. Dazu fährst du mit deiner linken Hand langsam am linken gestreckten Bein herunter, so weit du kannst, und streckst den rechten Arm nach oben. Blicke nun zu deiner rechten Hand. So bleibst du ein paar ruhige Atemzüge lang und atmest in die Streckung hinein.

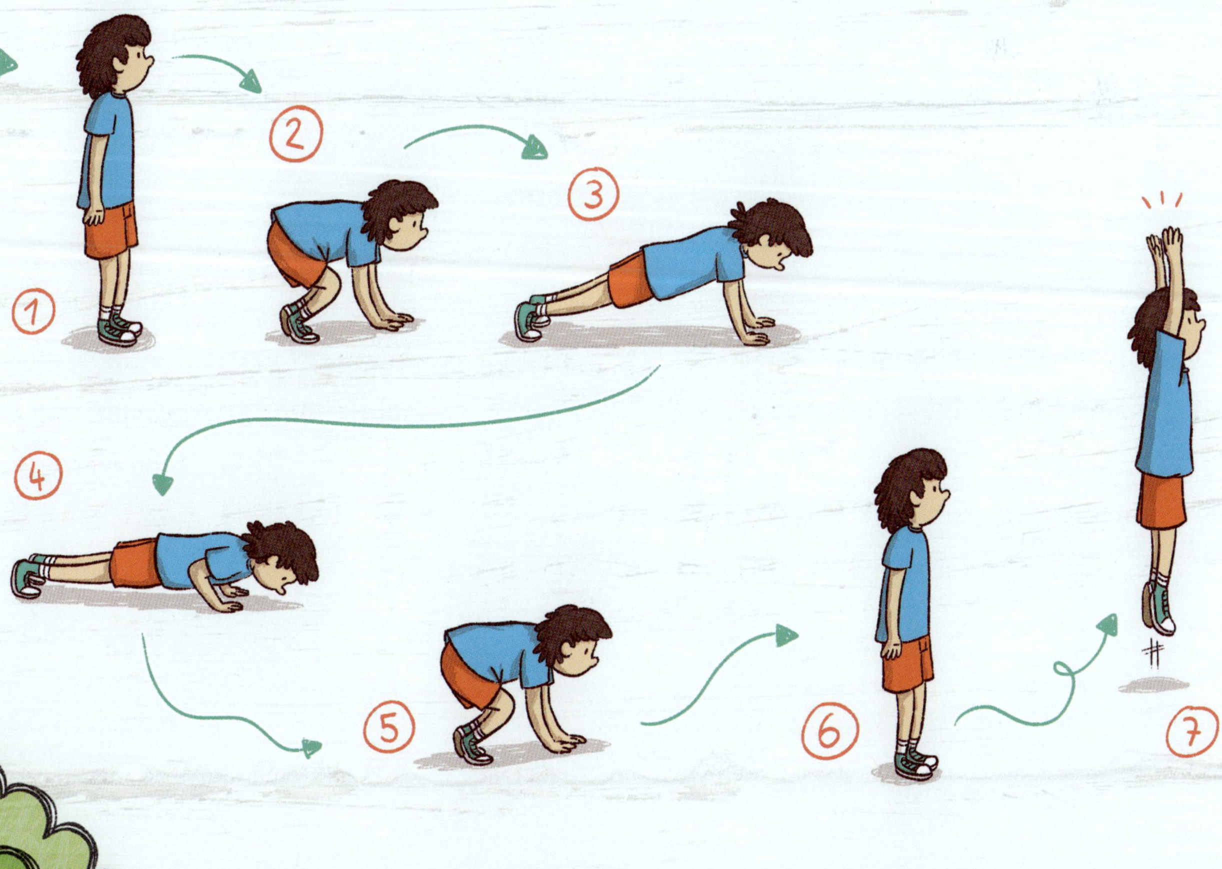

LIFE KINETIK

Gehirnjogging mit dem Körper

Wenn du eine Sportart lernst, stellt sich dein Körper auf die neue Bewegung ein. Stell dir vor, du spielst zum ersten Mal Tischtennis: Dann ist es ganz schön schwierig, mit dem Tischtennisschläger den Ball zu treffen und ihn auf die gegnerische Seite der Platte zurückzuschlagen. Wenn du eine Weile trainiert hast, kannst du die Bewegung sowohl deiner Arme als auch deiner Beine und deines ganzen Körpers darauf einstellen.

Für dein Gehirn ist das eine unglaublich komplizierte Aufgabe: Es fängt damit an, dass die Muskeln, die deine Augen steuern, so genau koordiniert werden müssen, dass deine Augen dem Ball folgen. Ist der Ball zu schnell für deine Augen, muss dein Gehirn die Richtung und Geschwindigkeit des Balls berechnen und deine Hand in die vorhergesagte Richtung bewegen.

Dein Gehirn lernt, passt sich an und baut sich um. Je mehr du gelernt hast, desto besser, denn dein Gehirn lernt zu lernen. Wir Menschen funktionieren da ganz anders als ein Computer. Bisher hat noch kein*e Wissenschaftler*in herausgefunden, wann unser menschliches Gehirn das Lernen verweigert. Eine Festplatte hingegen ist irgendwann voll und alles verlangsamt sich.

Life Kinetik bringt dein Gehirn dazu, neue Bewegungsabläufe zu lernen. Du kannst dir zu jeder Bewegung kleine Änderungen ausdenken und schon hast du eine neue Übung erfunden. Dein Gehirn lernt, sich immer schneller anzupassen. Ein genialer Trick, der noch dazu Spaß macht. Beim Tischtennis oder auch bei anderen Sportarten kannst du diesen Trick übrigens auch anwenden. Wechsle einfach deine Hand oder die Richtung beim Rundlauf.

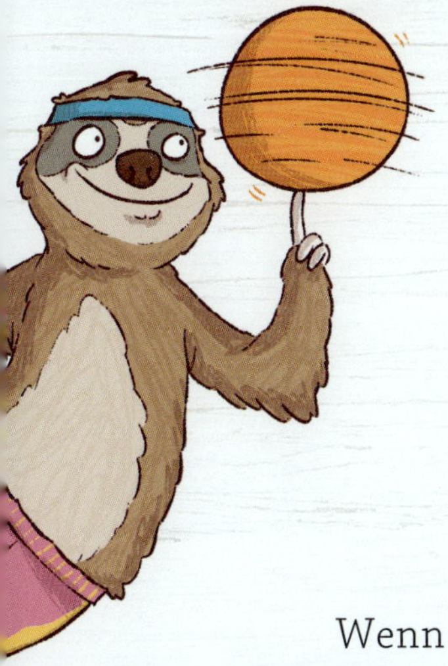

BEWEGUNGSTIPPS

Wenn dir die Übung Spaß gemacht hat, kannst du im Internet nach weiteren Anregungen suchen.

Setzt euch gegenüber und rollt euch einen Ball zu. Wer rollt, sagt dem Gegenüber, ob er den Ball mit der linken oder rechten Hand auffangen soll. Sobald das gelingt, sagt ihr etwas anders, zum Beispiel „Elefant“ für rechte Hand und „Glühwürmchen“ für linke Hand, oder ihr hebt jeweils gleichzeitig ein Bein leicht an. Es geht darum, eine Übung zu verändern, sobald man sie kann.

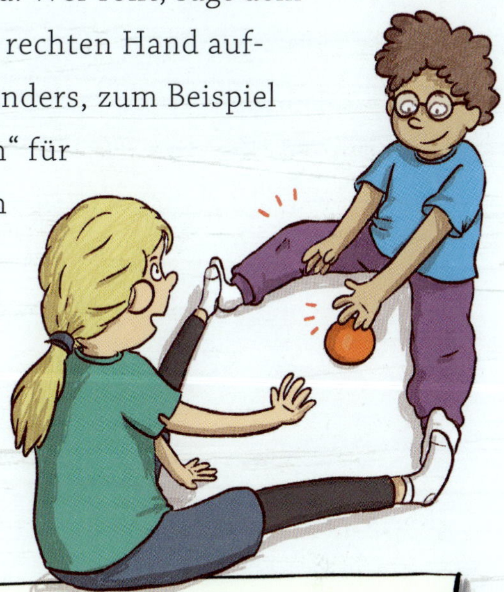

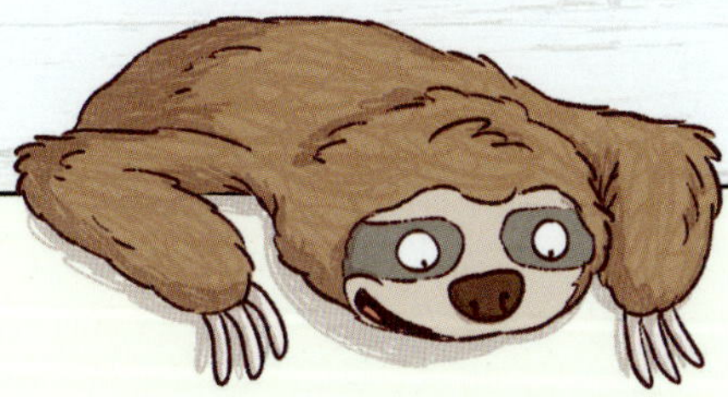

INFOKASTEN

Life Kinetik ist ein Modewort. Die Übungselemente gibt es aber schon lange. Wenn es dich interessiert, dann suche nach Begriffen wie INPP (**I**nstitute for **N**euro **P**hysiological **P**sychology), Brain Gym, Reflexintegration oder Kinesiologie.

DER RICHTIGE COCKTAIL

Einmal alles mit Spaß hoch zehn, bitte!

Wir halten überhaupt nichts von einem monotonen Training in einer Sportart. Karsten fand sein Leistungstraining im Schwimmen furchtbar langweilig: Jeden Tag in der Halle Bahnen schwimmen und am Wochenende Wettkämpfe. Ihm hat das den Spaß verdorben und deshalb hat er damit aufgehört.

Gut, er kann heute prima schwimmen. Zum Glück ist das Training heutzutage meist abwechslungsreicher. Selbst Leistungssportler*innen, die eine Disziplin wirklich gut hinbekommen müssen, trainieren ein breites Spektrum an Kraft- und Ausdauersport und viele betreiben andere Sportarten als Ausgleich.

Probier so viele unterschiedliche Sportarten wie möglich aus! Wenn du mit fünfzehn oder sechzehn Jahren wirklich eine bestimmte Sportart intensiv betreiben willst, dann tu das, sorg aber auch immer für Ausgleich.

Hier kommen fünf allgemeine Tipps, die dir sogar als Erwachsener noch helfen, auf gesunde Weise Sport zu machen:

TIPP #1

Mach Pausen! Du musst nicht jeden Tag trainieren, um sportlich zu sein. Im Gegenteil: Dein Körper braucht auch mal einen Tag Ruhe, um sich zu erholen.

TIPP #2

Wärm dich auf! Egal, welche Sportart du betreibst: Beginn erst dann mit dem eigentlichen Training, wenn du das Gefühl hast, dass dein Körper schön durchgewärmt ist.

TIPP #3

Dehn dich! Wenn du bestimmte Muskeln stark belastet hast, braucht dein Körper die Dehnung wie eine Maschine das Öl.

TIPP #4

Trainier zu zwei Drittel deinen ganzen Körper und nur zu einem Drittel bestimmte Muskeln.

TIPP #5

Bring Abwechslung in dein Training! Such nach Elementen, die Geschicklichkeit erfordern. Wechsle zum Beispiel deine Hand, wenn du Rechtshänder*in bist, und spiel einfach mal mit links.

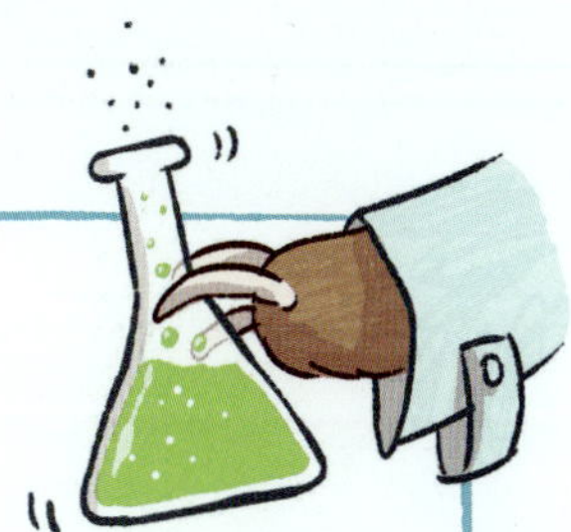

EXPERIMENT

Sportskanone oder Oberfaultier?

Wie sportlich du bist, kannst du übrigens leicht herausfinden. Als Erstes misst du deinen Ruhepuls. Dazu greifst du mit Mittel- und Ringfinger an deinen Kehlkopf und fühlst deinen Puls. Nun schau fünfzehn Sekunden auf die Uhr und zähle deine Herzschläge. Diese multiplizierst du mit vier und schon hast du deinen Ruhepuls.

Dann machst du für zehn Minuten kräftig Sport und misst im Anschluss minütlich deinen Puls. Die Zeit, wie schnell dein Körper seinen Ruhepuls wieder erreicht hat, ist ein gutes Indiz für deine Sportlichkeit. Je kürzer, desto besser!

DU UND DEIN KÖRPER

Arbeite mit deinem Körper,
aber nicht gegen ihn!

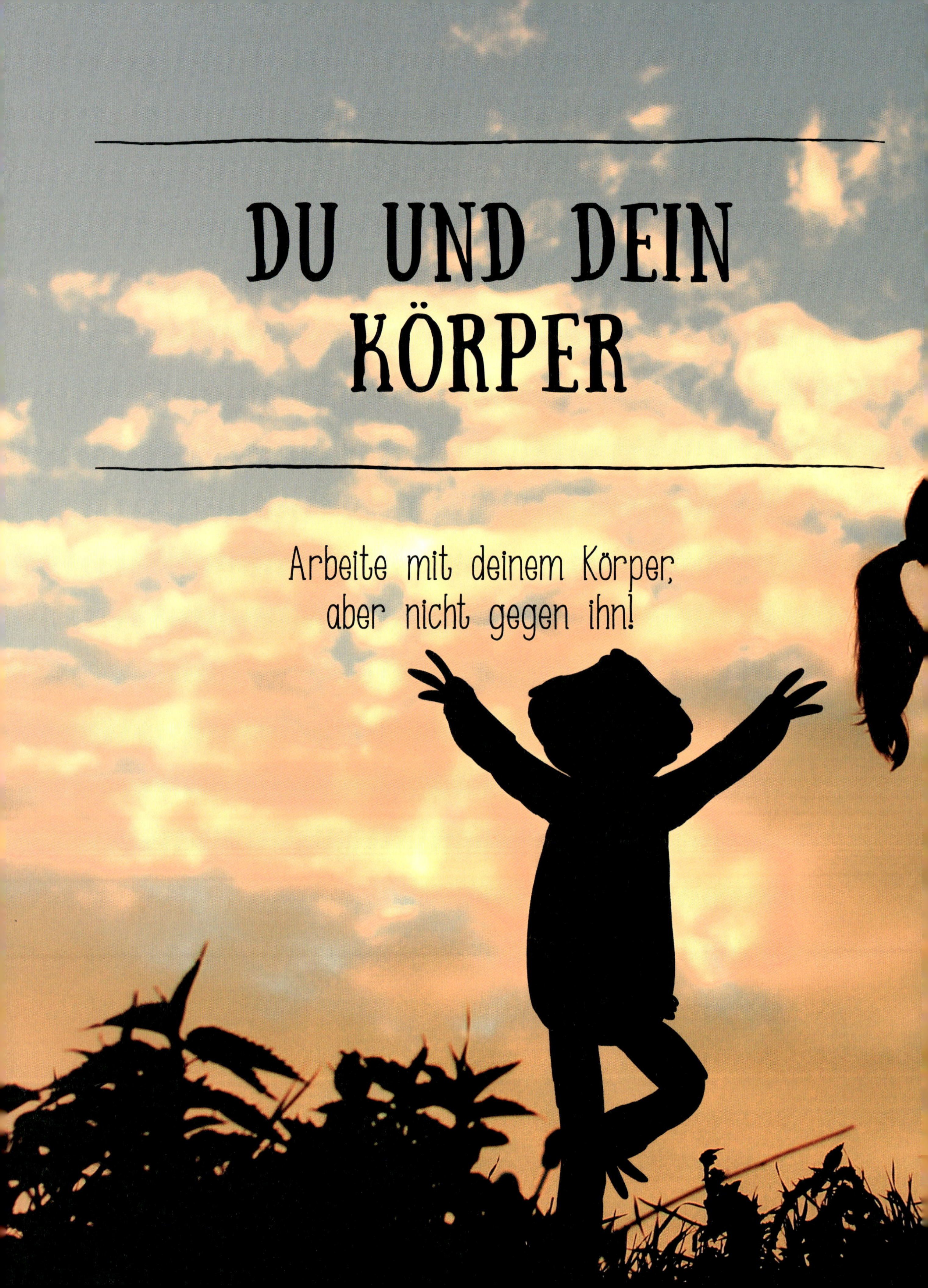

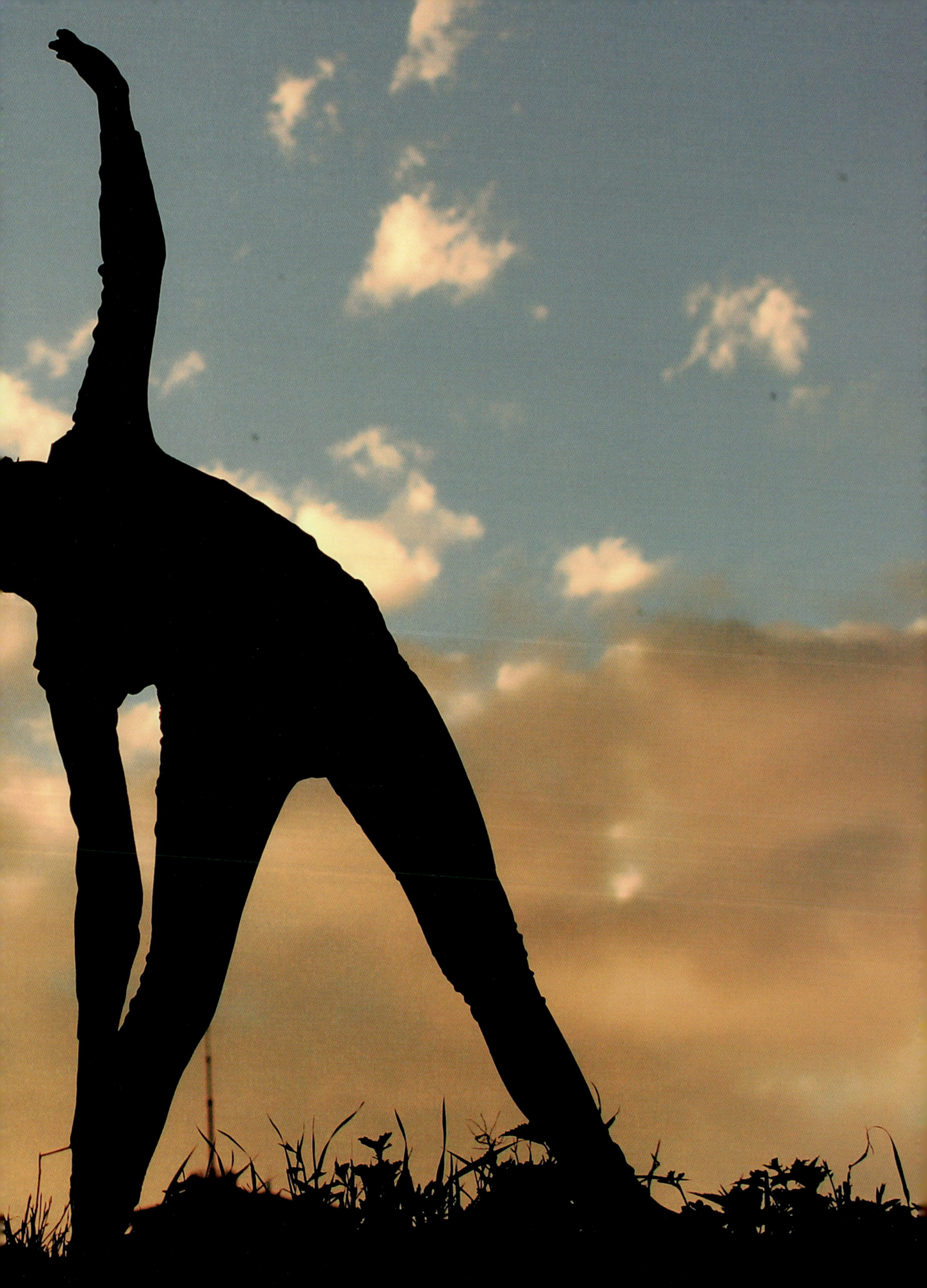

SPORT IST MORD

Nicht alles, was sich reimt, ist richtig

Sport macht Seitenstechen, Muskelkater, Krämpfe, Verdauungsprobleme, ist anstrengend und kann zu Verletzungen führen. Sport ist somit recht unangenehm und noch dazu gefährlich. Das alles stimmt, genauso erschreckend wäre eine Liste der unangenehmen Effekte beim Fernsehgucken, Computerspielen oder Lesen.

Sport ist für einen gesunden Körper das ultimative Lebenselixier. Selbst kranke oder ältere Menschen können mit ein bisschen Rücksicht auf ihren Körper sportlich aktiv sein. Dennoch gibt es ein paar Dinge, die du wissen solltest.

VERLETZUNGEN DURCH UNFÄLLE

Gerade Kinder im Alter von elf bis zwölf Jahren haben im Alltag und beim Sport besonders viele Unfälle. Vermutlich liegt das daran, dass sie langsam selbstständiger werden und die Eltern nicht mehr so gut auf sie aufpassen. Jungs haben übrigens häufiger Unfälle als Mädchen. Kinder unter elf Jahren fallen meist hin, Kinder über zwölf Jahren stoßen öfter zusammen. So hat es zumindest die groß angelegte KiGGS-Studie (2018) herausgefunden.

Bitte komm jetzt aber nicht auf die Idee, deswegen keinen Sport zu treiben! Es gibt nämlich keinen Hinweis darauf, dass Kinder, die Sport machen, mehr Unfälle haben. Und falls doch mal ein Unfall passiert: Ein sportlicher, trainierter Körper mit guten Reflexen und einer hohen Beweglichkeit verletzt sich nicht so schnell.

Karsten hat das vielleicht sogar mal das Leben gerettet: Er war mit dem Rennrad auf einer Straße unterwegs, als ihm ein

Auto die Vorfahrt genommen hat, und ist mit circa vierzig km/h in den Wagen geknallt. Passiert ist ihm rein gar nichts, er ist einfach über die Motorhaube geflogen, hat sich auf der anderen Seite abgerollt, ist aufgestanden und hatte sogar noch seine Brille auf der Nase. Sein Fahrrad allerdings war nicht mehr zu reparieren.

Daher unser Tipp: Wann immer du Fallen üben kannst, tu es! Am besten machst du einen Kampfsport wie z. B. Judo (aber nicht Boxen, siehe übernächste Seite). Gerade im ersten Jahr lernst du auf alle möglichen Weisen zu fallen.

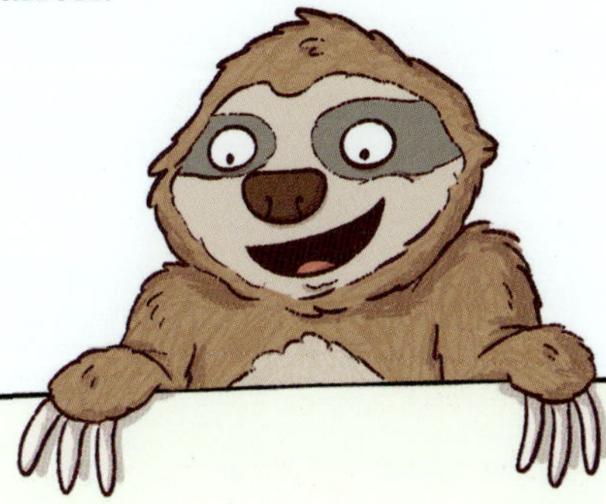

INFOKASTEN

Der Forscher Douglas Carroll von der University of Birmingham wollte wissen, wie gefährlich es ist, ein Fußballspiel im Fernsehen zu schauen. Er untersuchte dazu die Krankenhausdaten nach dem WM-Spiel England gegen Argentinien im Jahr 1998. England hatte damals knapp verloren. Das regte einige der englischen Fans so auf, dass sie einen Herzinfarkt erlitten. Die Krankenhäuser hatten nach dem Spiel 25 % mehr Herzinfarkte zu bewältigen.

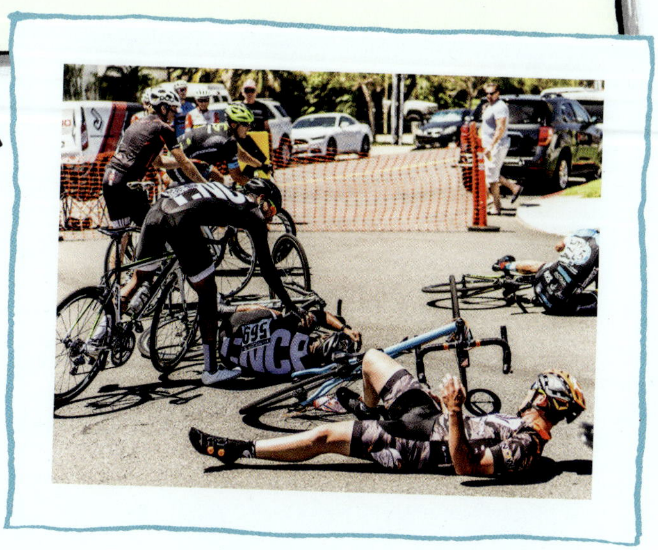

Unfälle passieren sogar den Besten, aber du kannst trainieren, dich nicht zu verletzen.

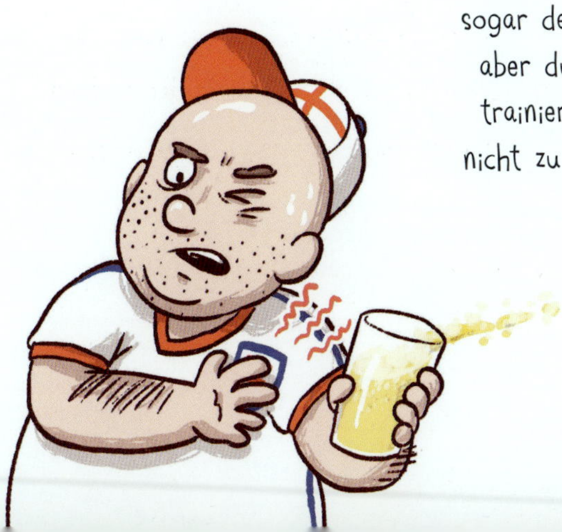

BEWEGUNGSTIPPS

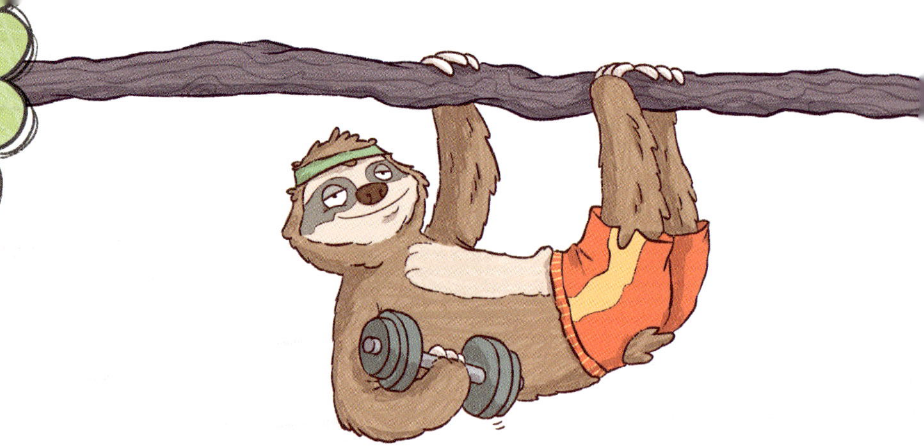

FIFA 11+ Kids

Die beste Möglichkeit, beim Sport Verletzungen zu reduzieren, ist, deinen Körper vorher gut aufzuwärmen. Die FIFA empfiehlt dafür ihren Trainer*innen einen bestimmten Übungsablauf, der sich FIFA 11+ nennt. Es gibt ihn auch für Kinder mit dem Zusatz „Kids“. In wissenschaftlichen Untersuchungen konnte gezeigt werden, dass diese Übungen tatsächlich das Verletzungsrisiko reduzieren. Zeig die Übungen doch im Sportunterricht! Sie sind nicht nur für Fußball super.

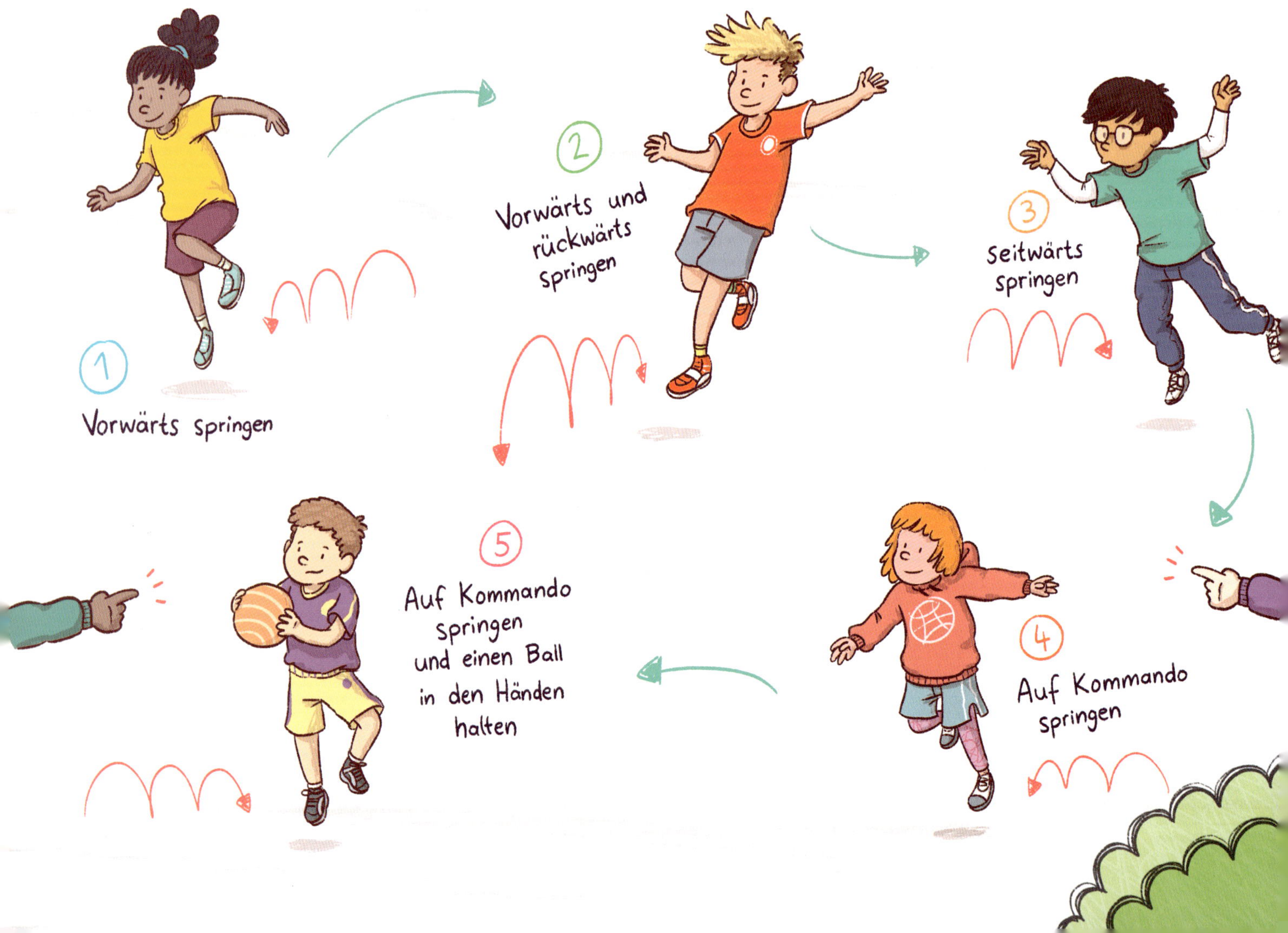
1
Vorwärts springen
2
Vorwärts und rückwärts springen
3
Seitwärts springen
4
Auf Kommando springen
5
Auf Kommando springen und einen Ball in den Händen halten

DAUERSTRESS

Wenn Sport überfordert und zum Dauerstress wird, ist das ein echtes Problem. Daher gibt es zu diesem Thema ein ganzes Kapitel (siehe *Guter und böser Stress?*).

PROBLEME MIT MAGEN UND DARM

Karsten hatte mal einen Trainer, der erst zufrieden war, wenn die Jugendlichen während des Trainings auf die Toilette gerannt sind, um sich zu übergeben. Dann wusste er, dass sie wirklich an ihre Grenzen und darüber hinausgegangen sind. Auf diese Weise hat er auch Neue getestet: Sind sie trotzdem wiedergekommen, waren sie für sein Training geeignet. Schrecklich!

Es gibt Sportarten, bei denen gesundheitliche Probleme in Kauf genommen werden: So haben zum Beispiel manche Marathonläufer*innen laut medizinischer Studien Blut im Stuhl und Radrennfahrer*innen leiden überdurchschnittlich oft an Sodbrennen. Diese Symptome sind ein Zeichen dafür, dass der Körper ungesund belastet wird.

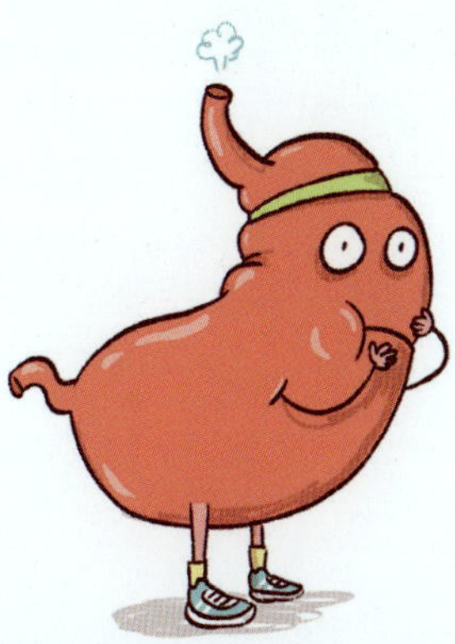

BOXER-SYNDROM

Schläge und Stöße auf den Kopf schaden dem Gehirn. Dabei ist kein K. o. mit Gehirnerschütterung und Krankenhausaufenthalt gemeint, sondern viele kleine wiederkehrende Schläge beim Training und auch beim Wettkampf.

Diese Erschütterungen lösen eine Krankheit aus, die Forscher*innen chronische traumatische Enzephalopathie (CTE) nennen. Die Symptome zeigen sich meist erst Jahre nach dem eigentlichen Sport. Es beginnt mit Konzentrations- und Gedächtnisstörungen, dann folgen Kopfschmerzen, Schwindel und Orientierungslosigkeit. Aggression, Stimmungsschwankungen und Depressionen runden das Bild ab. CTE ist eine schwere, nicht heilbare Krankheit.

Nach allem, was wir heute wissen, sind aber nicht nur Boxer*innen davon betroffen. Vor einigen Jahren gab es in den Vereinigten Staaten einen großen Skandal, als man bei über 200 verstorbenen Footballspielern diese Krankheit nachweisen konnte.

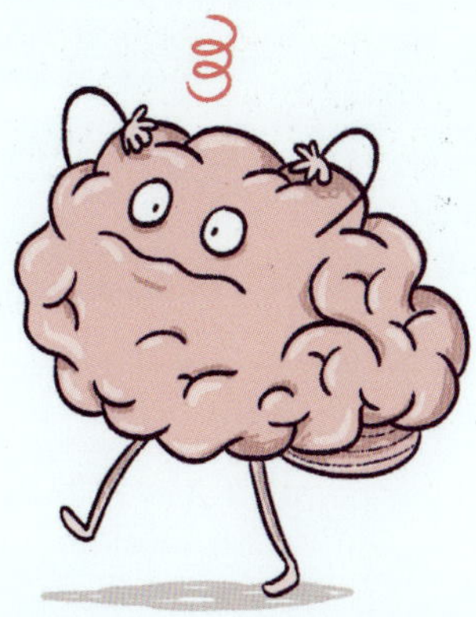

Doch damit nicht genug: Auch Eishockey, Fußball und alle Sportarten, bei denen es zu Erschütterungen des Gehirns kommen kann, stehen unter Generalverdacht und werden von Forscher*innen untersucht. In Deutschland sind zum Beispiel Kopfbälle noch erlaubt, in England hingegen nehmen sie diese Erkenntnisse sehr ernst und verbieten Kopfbälle für Kinder unter zwölf Jahren.

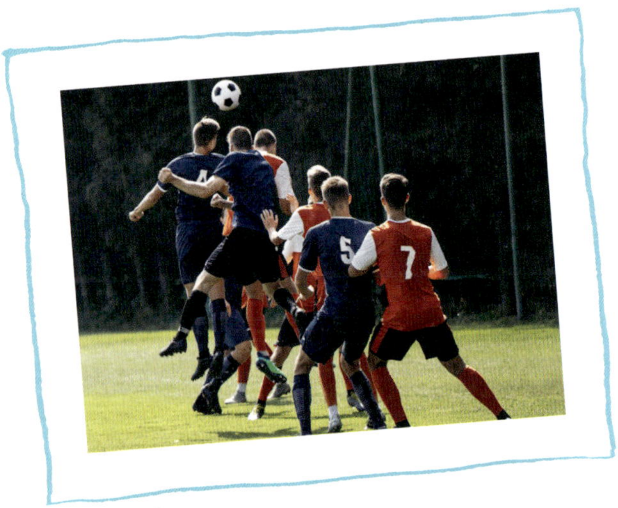

Macht Kopfball dumm?

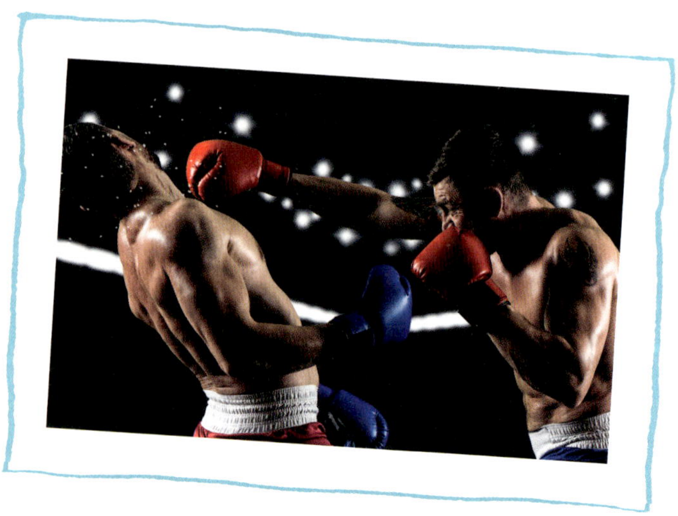

Jede Erschütterung deines Gehirns ist schädlich.

SEITENSTECHEN, MUSKELKATER UND KRÄMPFE

Mit Krämpfen verhält es sich ganz ähnlich wie mit Muskelkater: Sie sind Hinweise auf kurzfristige Belastungen, auf die sich dein Körper einstellt.

Von Seitenstechen sind vor allem Ausdauersportler*innen betroffen: Drei von vier Schwimmer*innen kennen Seitenstechen. Laufen und Reiten führen ebenfalls häufig zu Seitenstechen. Seltener erwischt es Radfahrer*innen.

Interessant ist, dass keiner genau weiß, was da eigentlich sticht. Es könnte ein Krampf im **Zwerchfell** sein. Oder es ist eine falsche Körperhaltung, ein voller Magen oder Blähungen. Es gibt auch die Theorie, dass durch die starke Durchblutung des Körpers Leber und Milz anschwellen und es deswegen drückt. In jedem Fall gibt es aber ein paar einfache Tricks, um Seitenstechen zu vermeiden:

1. Zwei bis drei Stunden vor dem Sport nur wenig Ballaststoffe essen (Vollkornbrot, Bohnen, Gemüse usw.).
2. Beim Training nur kleine Schlucke trinken.
3. Vor Beginn des Trainings den Körper wirklich warm machen und die Leistung nur langsam steigern.

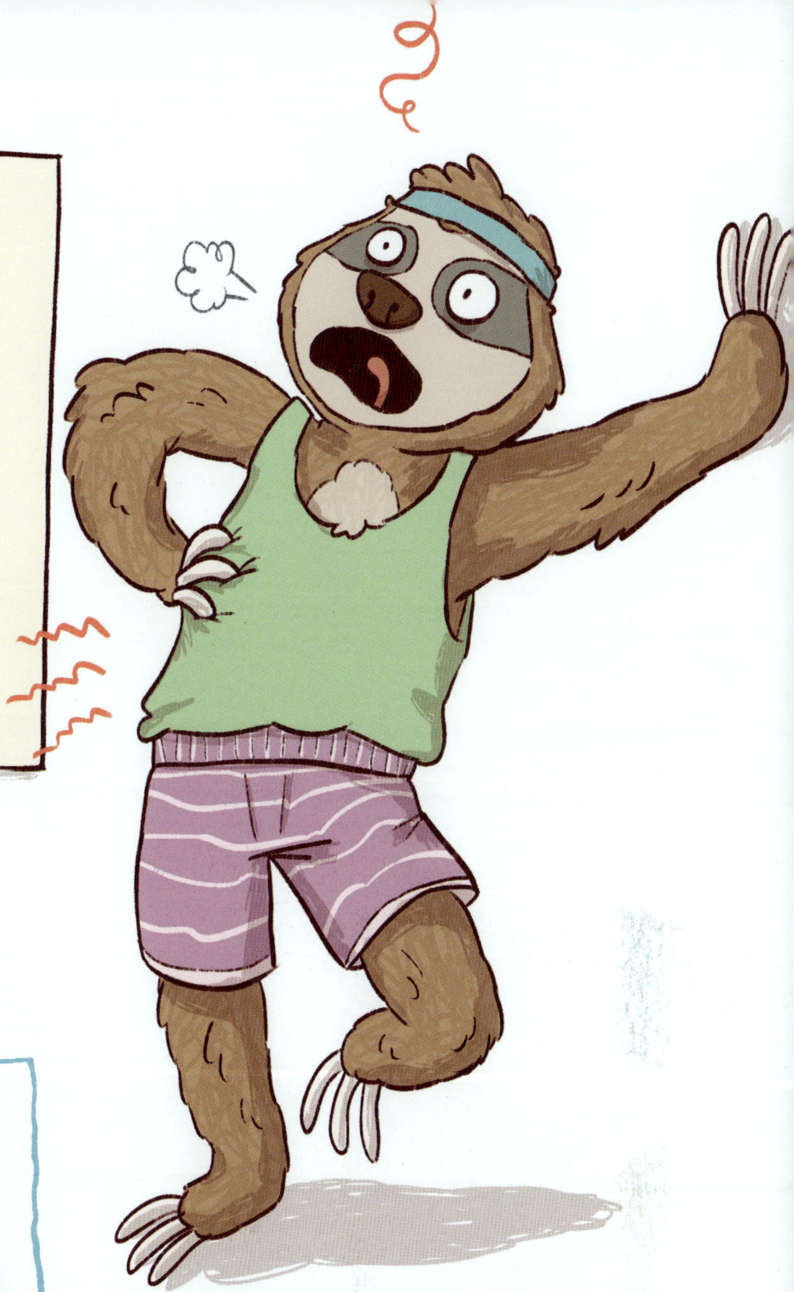

Selbst wenn du alles richtig machst, kannst du Seitenstechen bekommen. Ein kleiner Trost: Wenn du älter wirst, tritt es viel seltener auf.

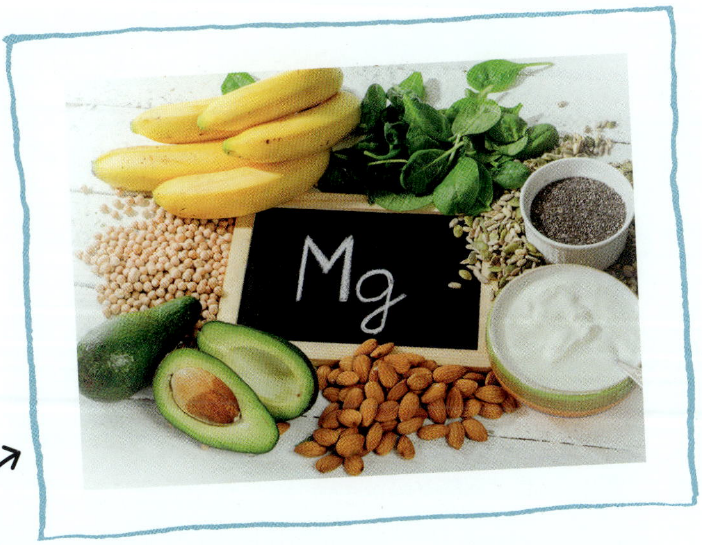

Magnesium steuert die Entspannung deiner Muskeln und ist damit der Gegenspieler zu Calcium, das für die Anspannung verantwortlich ist. Hast du genügend Magnesium, bekommst du weniger Krämpfe und Muskelkater klingt schneller ab. Magnesium ist in vielen Lebensmitteln wie Bananen, Avocados und vielen Nüssen enthalten.

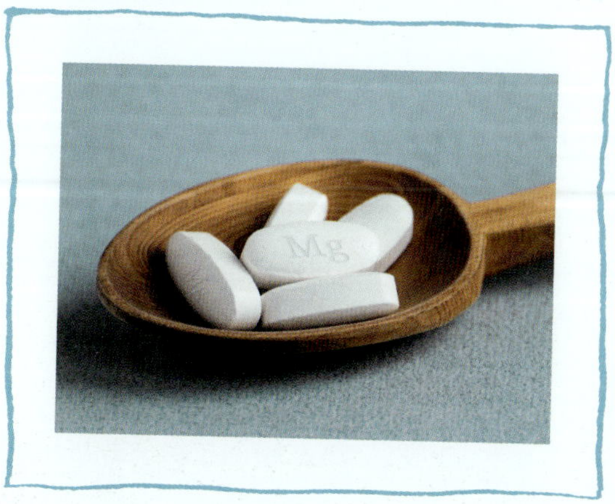

Manche Erwachsene (auch wir) nehmen bei Bedarf Magnesium-Tabletten. Kinder brauchen das nicht, denn ihr Körper kann auch kleinste Konzentrationen aus der Nahrung aufnehmen.

SPORT MACHT GLÜCKLICH

Er kann keine Probleme lösen, hilft dir aber trotzdem

Es gibt viele Gründe, unglücklich zu sein: der Tod eines Familienmitgliedes, Eltern, die ständig streiten, oder Geschwister, die dich ungerecht behandeln. Manchmal bist du auch traurig und kannst nicht genau sagen, warum.

Damit bist du kein Einzelfall: Denn glücklich sein ist gar nicht so leicht und schon vor Corona war in Deutschland jedes zehnte Kind in psychologischer Behandlung.

Leider kannst du an den Ursachen meist nichts ändern, weil du andere Menschen nicht ändern kannst. Auch Tote kannst du nicht wieder lebendig machen. Das Einzige, was du in der Hand hast, bist oft du selbst und wie du mit einer Situation umgehst.

Wie du im ersten Kapitel des Buches gelesen hast, sind wir Menschen Tiere, deren Verhaltensmuster bereits entstanden sind, als an Menschen noch gar nicht zu denken war.

Unser Körper ist auf Bewegung programmiert. Im Verlauf der Evolution sind also Mechanismen entstanden, die uns (aber auch die meisten anderen Tiere) dazu motivieren, uns zu bewegen.

Einer davon funktioniert vereinfacht erklärt so: In deinem Gehirn sorgt der Botenstoff Serotonin dafür, dass du dich wohlfühlst, weniger Angst hast und sogar besser lernen kannst. Seine Vorstufe, das Tryptophan, ist in deinem Blut an größere **Eiweißmoleküle** gebunden. Ein Filter, die sogenannte Blut-Hirn-Schranke, verhindert aber, dass diese großen Moleküle in dein Gehirn kommen. Das Tryptophan muss also von diesen Molekülen abgelöst werden.

Dabei hilft die Fettverbrennung. Die dabei entstehenden Fettsäuren lösen das Tryptophan nämlich von den Eiweißen, sodass es die Blut-Hirn-Schranke passieren kann. Dort wird es dann zu Serotonin umgebaut.

Die beste und einfachste Möglichkeit, die Fettverbrennung anzuregen, ist Sport. Schon nach zwanzig bis dreißig Minuten beginnt die Fettverbrennung und Tryptophan dringt in dein Gehirn, wo es in kleine Glücksbringer umgewandelt wird.

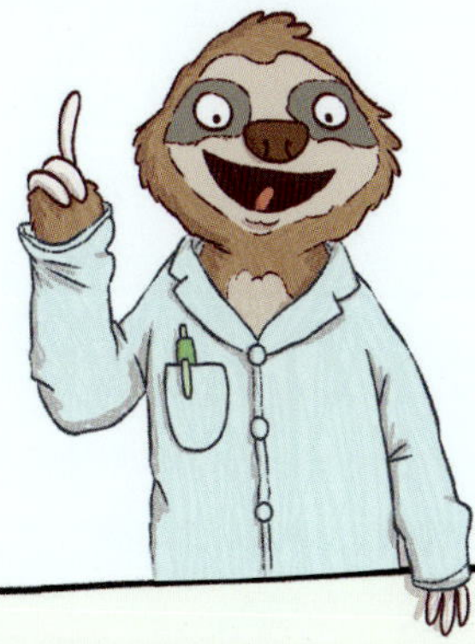

INFOKASTEN

Tryptophan musst du essen, denn es ist eine essenzielle Aminosäure. Aminosäuren sind die Bausteine, aus denen deine Eiweiße aufgebaut sind. Und aus Eiweißen (Proteinen) bestehen wiederum deine Muskeln. Eiweiße sind aber auch für alle Funktionen in deinem Körper verantwortlich. Sie sind wie Maschinen in deinen Zellen und in deinem gesamten Körper.

Viele dieser Aminosäuren kann unser Körper selbst herstellen, einige aber nicht, und die müssen wir über unsere Nahrung aufnehmen. Sie sind für uns überlebenswichtig. Tryptophan ist zum Beispiel in Sojabohnen, Cashewkernen, vielen Käsesorten, Sonnenblumensamen und Fleisch, aber auch in Haferflocken enthalten.

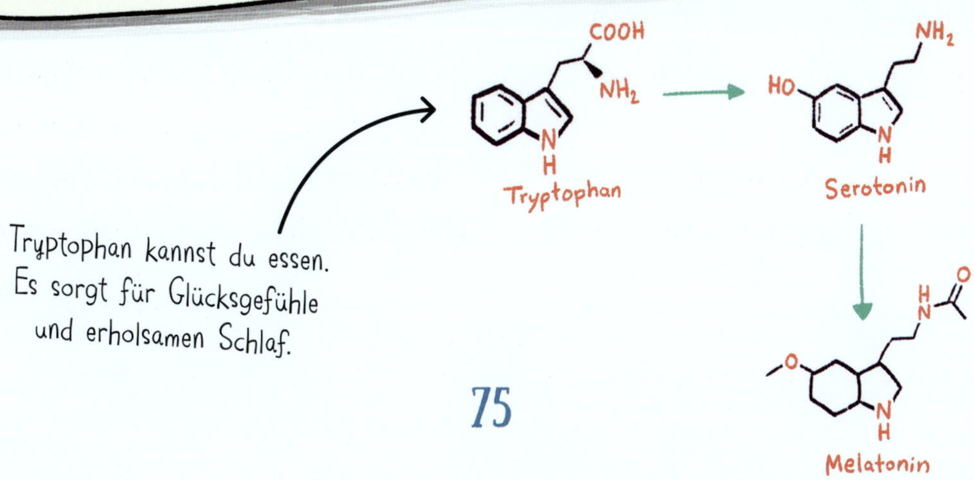

Es gibt noch andere Mechanismen. Einen davon nennen wir im folgenden Sauerstoffmangel-Booster: Forscher*innen haben bei Erwachsenen entdeckt, dass schon ein kurzes Intervalltraining, bei dem man ab und an in den anaeroben (vgl. Seite 48) Bereich kommt, ausreicht, um positive Gefühle auszulösen. Mit solchen und anderen Mechanismen hebt Sport die Stimmung und sorgt dafür, dass du dich gut fühlst. Der Effekt kann sogar vergleichbar sein mit Medikamenten gegen Depression.

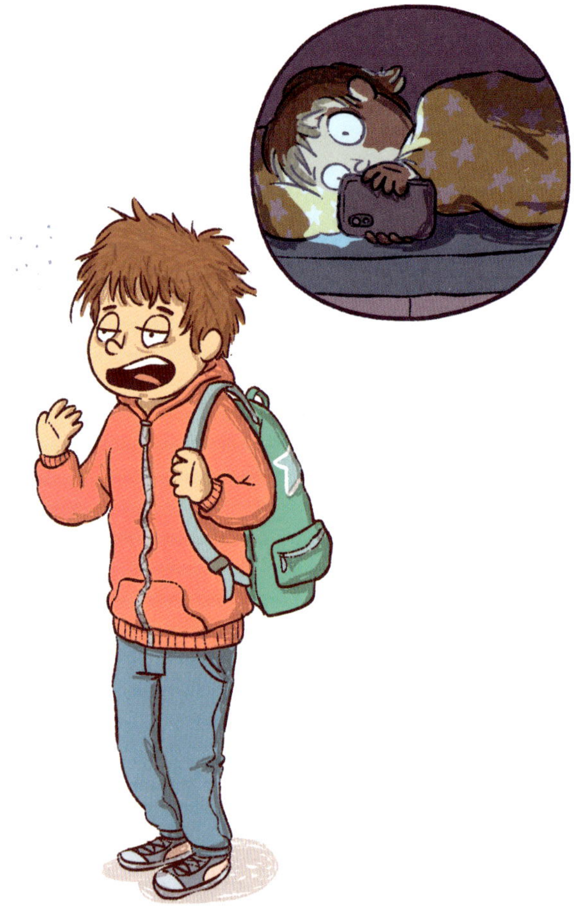

Manchmal bist du aber auch selbst für deine schlechte Stimmung verantwortlich, beispielsweise wenn du abends zu spät ins Bett gehst. Am nächsten Morgen bist du dann müde und lustlos. Natürlich schiebst du deine miese Laune auf die doofe Schule. Doch die kann gar nichts dafür, dass du müde bist.

Du kannst deinem Körper helfen, indem du ausgeschlafen bist. Schlafmangel sorgt für schlechte Stimmung und hat sowohl auf deine Psyche als auch auf dein Immunsystem einen starken negativen Einfluss.

Fühlst du dich nicht müde und gehst deshalb so spät schlafen? Denk an die Steuerung des Tag-Nacht-Rhythmus! Wenn du abends fernsiehst oder auf einen Bildschirm schaust, nehmen deine Augen viel helles blaues Licht wahr. Ein Licht, das deinem Körper sagt, dass es noch mitten am Tag ist und er noch kein Melatonin produzieren muss, um dich müde zu machen. Vielleicht kannst du deinen abendlichen Medienkonsum reduzieren und zumindest die Bildschirme so dunkel wie möglich machen oder den Nachtmodus einschalten.

Aber auch Sport kann dir helfen: Tryptophan ist nämlich nicht nur dafür nötig, dass du dich gut fühlst. Aus dem „Glücksstoff“ Serotonin wird das Hormon Melatonin hergestellt und das regelt deine Müdigkeit (siehe Infokasten auf Seite 17). Ein Grund mehr, mit Sport dabei zu helfen, dass Tryptophan aus dem Blut freigesetzt wird. Sport stabilisiert somit deinen Tag-Nacht-Rhythmus durch Melatonin.

Melatonin kannst du auch direkt zu dir nehmen, denn es ist in vielen pflanzlichen Lebensmitteln wie Früchten und Getreide sowie auch Pilzen enthalten. In tierischen Lebensmitteln kommt es hingegen kaum vor.

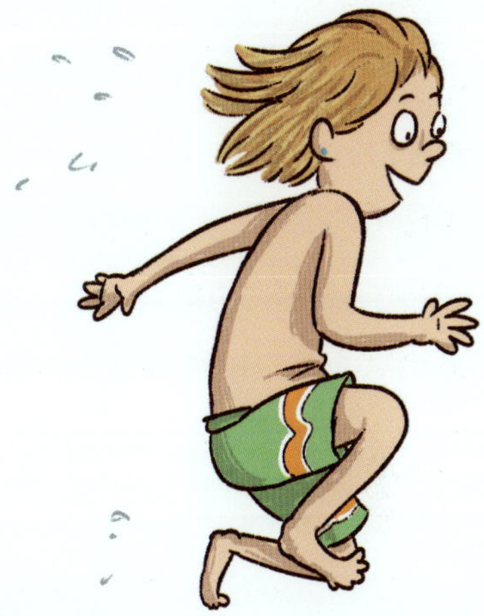

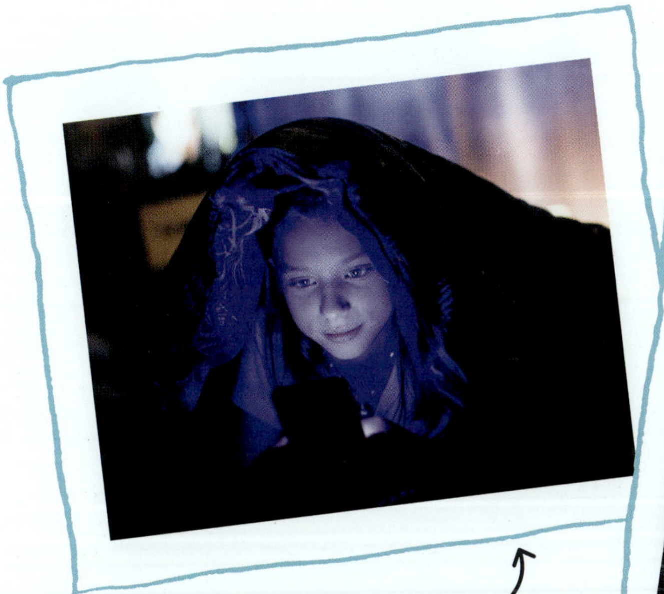

Blaues Licht macht dich munter.

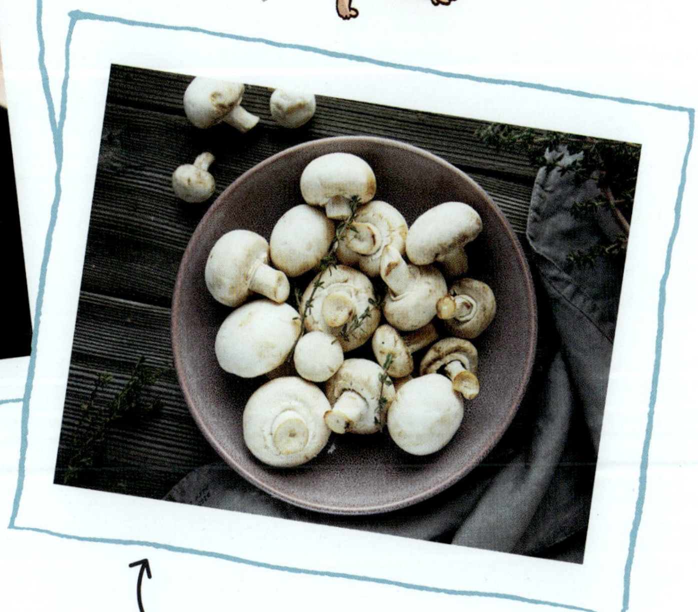

Das Schlafhormon Melatonin ist in vielen pflanzlichen Lebensmitteln und Pilzen enthalten.

SPORT MACHT SCHLAU

Es ist nicht nur schlau, Sport zu machen!

Das menschliche Gehirn lässt sich nur schwer mit einem Computer vergleichen. Es gibt aber eine Gemeinsamkeit: den Arbeitsspeicher. Wie du sicher weißt, ist es sinnvoll, Computer und Handys ab und an vollständig auszuschalten. Das leert den Arbeitsspeicher und das Gerät arbeitet dann wieder schneller.

So einen Effekt gibt es auch in unserem Gehirn: Haben wir längere Zeit gelernt oder gearbeitet, lässt die Konzentration nach und einfache Aufgaben erscheinen irre kompliziert. Doch leider gibt es für unser Gehirn keinen Schalter. Mit diesen zwei Tricks bekommst du es trotzdem zur Ruhe:

MACH MAL PAUSE!

Mit einem Schläfchen von etwa zehn Minuten (aber nicht länger als zwanzig Minuten), einem sogenannten Powernap, ist es so, als würdest du dein Gehirn kurz ausschalten.

Genau genommen ist dein Gehirn in diesem Moment durchaus aktiv, denn es räumt auf und sortiert die Informationen für dich. Danach fühlst du dich erfrischt und die Arbeit geht doppelt so schnell.

Leider ist ein Powernap in den meisten Schulen nicht möglich. Dafür aber etwas anderes: Sport! Dabei kann dein Gehirn super abschalten. Bewegungen deines Körpers zu steuern fordert nämlich andere Bereiche als beim Lernen und das sorgt für Entspannung. Hierfür reicht schon eine kurze Bewegungseinheit, wir sprechen nicht vom Sportunterricht.

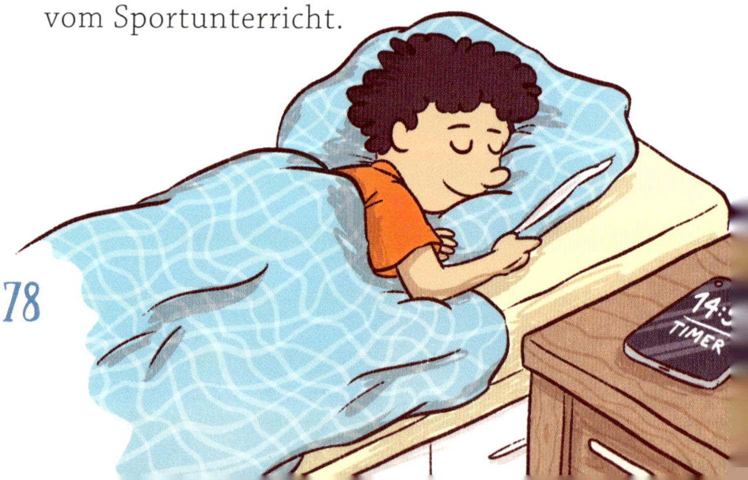

LASS DEINE NERVEN WACHSEN!

Wenn dein Körper wächst, tut er das nicht einfach so. Überall in deinem Körper gibt es ein ständiges Kommen und Gehen: Zellen sterben ab und werden neu gebaut, du nimmst an Größe und Gewicht zu, und selbst wenn du erwachsen bist und nicht mehr wächst, hört dieser permanente Umbauprozess nicht auf.

Reguliert werden diese Prozesse von einer Vielzahl sogenannter Wachstumshormone. Eines davon heißt BDNF (Brain-derived neurotrophic factor). Das BDNF steuert das Wachstum deiner Nervenzellen im Gehirn. Diese wiederum sind dafür verantwortlich, wie viel du dir merken und wie schnell du denken kannst.

Anfang 2000 konnte die Forschung zeigen, dass die Konzentration des BDNF im Gehirn bei sportlichen Aktivitäten zunimmt. Mit anderen Worten:

Es ist nicht nur schlau, Sport zu machen. Sport macht auch schlau!

Es gibt einen Lerntrick, der unter anderem schon seit hundert Jahren in Montessori- und Waldorfschulen genutzt wird und der von Forscher*innen in **Vergleichsstudien** belegt wurde. Fahre mit einem Finger das nach, was du dir einprägen möchtest. Der Hintergrund ist vermutlich der: Im Verlauf der Evolution war alles, was wir mit den Fingern gemacht haben, wichtig. Deshalb bekommt unser Gehirn durch die Bewegung der Finger die Information: „Hallo, das ist gerade wichtig für dich!“

Unser Gehirn ist darauf ausgerichtet, Dinge im wahrsten Sinne des Wortes „zu begreifen“. Nutze also den Drang deines Körpers, sich beim Lernen zu bewegen!

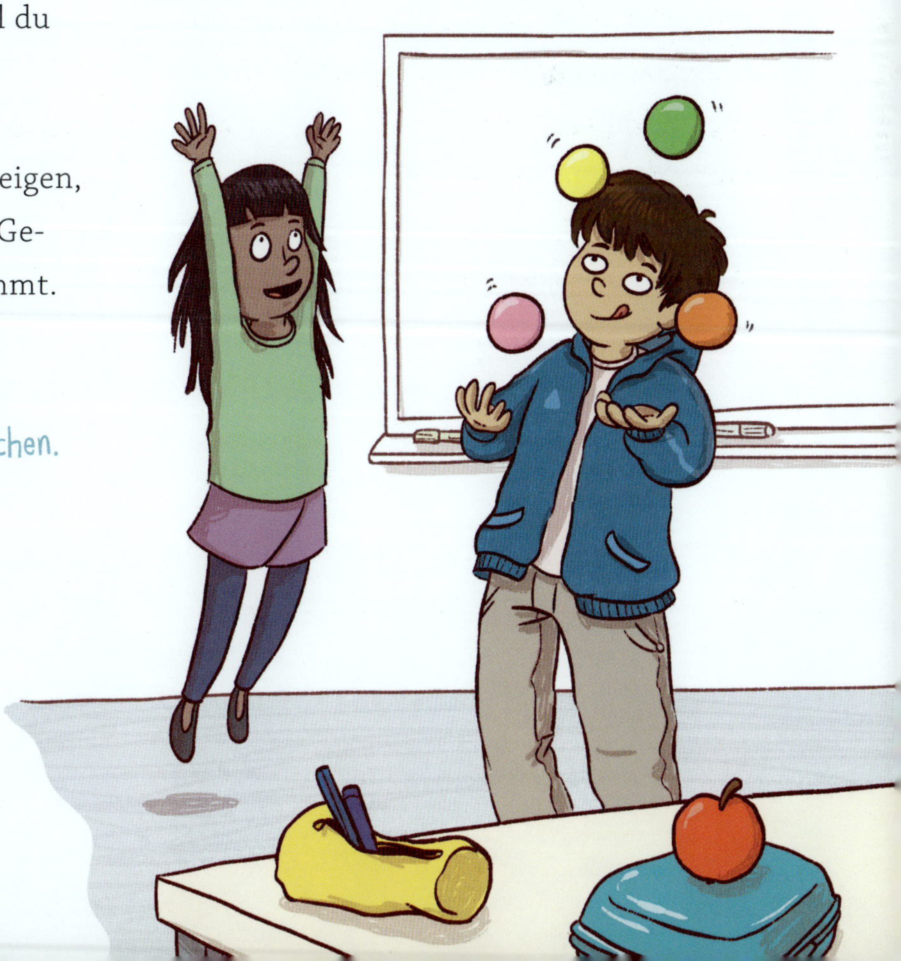

SPORT KANN HEILEN

Er ist kein Allheilmittel, aber Hilfe zur Selbsthilfe

Jedes Jahr nach Weihnachten gibt es auf unseren Straßen das gleiche Bild: Die Mülltonnen quellen über. Auch die Stadtreinigung hatte freie Tage und die Arbeiter*innen haben mit ihren Familien gefeiert. Deshalb kam die Müllabfuhr ins Stocken. Ganz ähnlich sieht es in deinem Körper aus, wenn du dich zu wenig bewegst und keinen Sport machst. Um das zu verstehen, müssen wir uns die winzig kleinen Bewegungen in deinem Körper ansehen.

Selbst wenn du regungslos daliegst oder schläfst, ist dein Körper in Bewegung: Du atmest, dein Herz schlägt und dein Darm knetet deine Nahrung durch. Es gibt aber auch Bewegungen, die du nicht wahrnehmen kannst: die Bewegung deiner Zellen.

Du hast richtig gelesen! Jede einzelne deiner Zellen bewegt sich unaufhörlich (siehe Infokasten auf der rechten Seite), nicht nur deine Muskelzellen.

Damit deine Zellen aber überhaupt etwas tun können, muss die Nahrung zu ihnen hin- und der Abfall weggeschafft werden. Dabei hilft die Flüssigkeit aus deinem Blut. Sie tritt aus deinen **Kapillaren** aus, umfließt jede einzelne deiner Zellen, versorgt sie mit Nahrung und nimmt den Abfall mit.

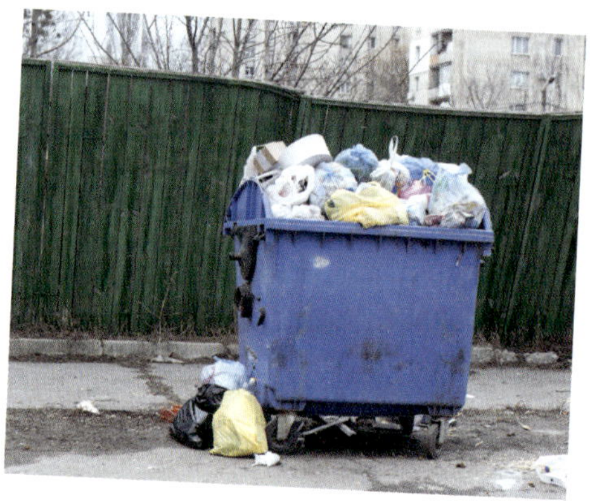

Müll gibt es auch in deinem Körper.

Diese Flüssigkeit sammelt sich dann in deinem **Lymphsystem**. Das sind offene Schläuche, die in deinem ganzen Körper verlaufen und die Flüssigkeit aufnehmen und abtransportieren. Im Gegensatz zu deinem Blutkreislauf, in dem dein Herz das Blut durch den Körper pumpt, hat das Lymphsystem keine Pumpe. Die Pumpe deines Lymphsystems ist deine Körperbewegung.

Bewegst du dich wenig, gerät deine Müllabfuhr ins Stocken. Sport ist das beste Mittel, um dies zu verhindern, und ein Großteil der positiven Wirkung von Sport geht einzig und allein auf diesen Mechanismus zurück.

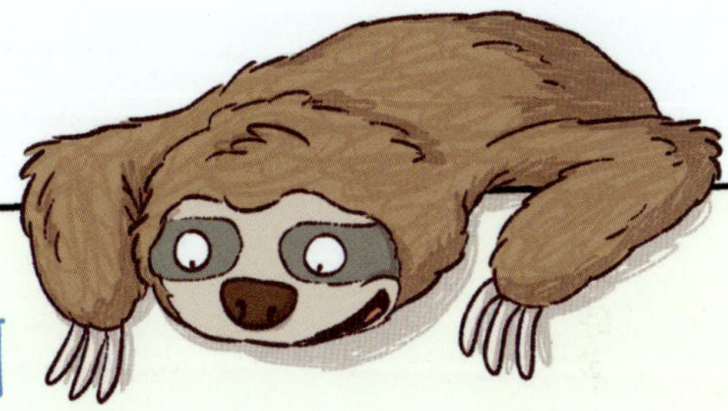

INFOKASTEN

Ganz besonders aktiv ist die Zellmembran, also die Haut deiner Zellen. Über diese findet ein ständiger Austausch statt, denn die Nahrung, die du zu dir nimmst und die dein Darm aufnimmt und über das Blut in deinem Körper verteilt, muss in die Zellen hinein. Je besser das geht, umso leistungsfähiger ist dein Körper.

Du kannst deinem Körper dabei ganz einfach helfen: Iss pflanzliche Fette! Aus diesen Fetten lassen sich flexible Membranen bauen. Dann hast du Zellen, die so beweglich wie Akrobaten sind.

Das Gegenteil ist der Fall, wenn du viele tierische Fette (Butter, Käse, Wurst usw.) isst. Sie machen deine Membranen fest und starr und deine Zellen können nicht so schnell reagieren.

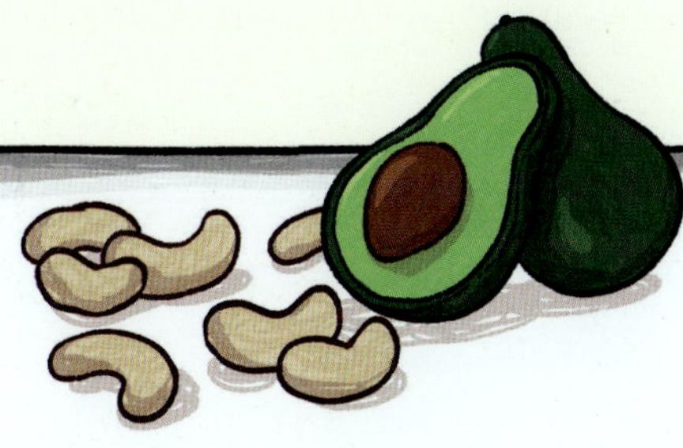

Ein Beispiel ist unser Immunsystem, das gegen Krankheiten, aber auch gegen deine eigenen Körperzellen vorgeht, wenn diese abgestorben sind oder nicht mehr richtig funktionieren.

Einige Zellen deines Immunsystems haben sich darauf spezialisiert, deinen Körper zu durchstreifen und nach Eindringlingen oder kaputten Körperzellen zu suchen. Finden sie welche, werden diese aufgefressen. Deshalb nennt man sie auch Fresszellen.

Irgendwann sind aber auch deine Fresszellen alt und müssen von deiner Lymphflüssigkeit abtransportiert werden, damit für neue, hungrige Platz wird. Funktioniert das nicht gut, ist dein Immunsystem nicht so leistungsfähig, wie es sein könnte, und du wirst schneller krank.

Auch Menschen, die an Krebs erkrankt sind, wird Sport empfohlen. Früher sollten sie sich möglichst schonen. Heute weiß man, dass Sport dem Immunsystem hilft und die Behandlung kräftig unterstützt.

Alles, was wir hier besprochen haben, hat eine große Wirkung: Du hast sicher schon einmal den Begriff Zivilisationskrankheiten gehört. Dazu zählen Übergewicht, Diabetes und Herz-Kreislauf-Erkrankungen. Das sind alles Krankheiten, die wir häufig selbst durch unser Verhalten verursachen: ungesundes Essen und zu wenig Bewegung. Wenn du dich richtig ernährst und genügend Sport treibst, kannst du sie (von wenigen Ausnahmen abgesehen) vermeiden.

Viele Erwachsene leiden unter solchen Krankheiten. Warum ist das so? Von Erwachsenen erwartet man als Kind doch, dass sie alles wissen und richtig machen, oder?

Tatsächlich fehlt es vielen Erwachsenen an Wissen. Wer die Zusammenhänge nicht kennt, kann sich auch nicht nach ihnen richten. Wissenschaftler*innen haben herausgefunden, dass Kinder gebildeter Eltern später seltener Zivilisationskrankheiten bekommen.

Manche Erwachsenen sind aber einfach nur faul: Sie wissen, wie sie es richtig machen müssten, erfinden aber immer neue Ausreden, um keinen Sport treiben zu müssen. Im Kapitel ***Selbstkontrolle – du bist*** *der Chef* bekommst du ein paar Tipps, wie du das Faultier in dir nachhaltig auf Trab bringst.

INFOKASTEN

Fresszellen gehören zu den weißen Blutkörperchen. Sie sind aber nicht nur im Blut, sondern wandern auch in deinem Körper herum. Dort suchen sie Bakterien und abgestorbenes Gewebe und stülpen sich darüber. Das, was sie aufgenommen haben, ist nun in einer Blase und wird dort verdaut, ähnlich wie in deinem Bauch.

Die Fresszellen können aber auch bestimmte Oberflächenstrukturen der Bakterien, die sie gefressen haben, auf ihrer eigenen Oberfläche präsentieren. Die anderen Zellen deines Immunsystems wissen dann: „Oh! Diese Strukturen gehören zu den bösen Bakterien! Wir müssen sie suchen und vernichten."

Die Fresszellen nennt man auch Phagozyten. Das griechische Wort „phagein" bedeutet „fressen" – so entstehen kluge Fremdwörter.

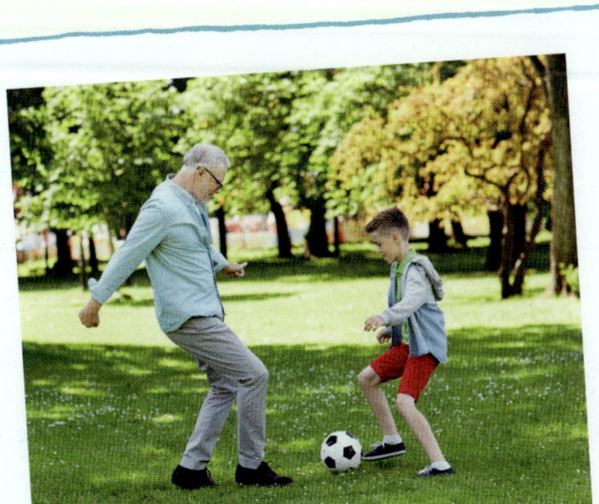

Sport ist in jedem Alter wichtig!

SPORT MACHT SELBSTBEWUSST

Stark im Kopf

Die Feindin eines starken Selbstbewusstseins ist die Angst und daher müssen wir sie uns genauer ansehen: Angst und Schmerzen sind Gefühle, die du dir selbst machst. Ist kaum zu glauben, oder? Die meisten Menschen denken, dass Angst einem geschieht und man ihr hilflos ausgeliefert ist. Genau wie Schmerzen: Sie kommen, man spürt sie und leidet.

Tatsächlich ist es aber so: Unser Gehirn macht aus manchen Dingen eine große Sache und aus anderen eben nicht. Leider kannst du das nicht bewusst beeinflussen, denn auch hier kommen wieder uralte Steuermechanismen zum Einsatz, die sich im Verlauf von Millionen von Jahren bewährt haben. Wir können sie nur austricksen: Schmerzen kann man zum Beispiel durch kräftiges Husten für ein paar Sekunden ausschalten.

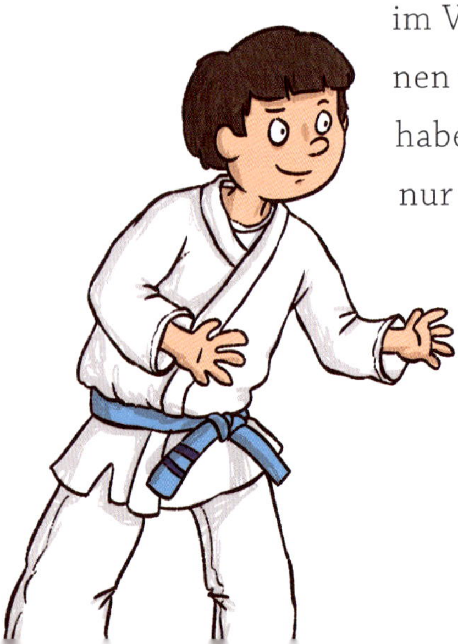

Angst ist ein viel komplizierteres Gefühl als Schmerzen, aber auch die Angst kann man austricksen. Und zwar mit Sport! Viele wissenschaftliche Untersuchungen konnten zeigen: Wenn Sport nicht zu anstrengend ist und Spaß macht, verringert er Ängste.

Du hast in den vorangegangenen Kapiteln schon viel über Hormone und Botenstoffe erfahren und wie positiv sich Sport auf die inneren Steuermechanismen auswirkt. Guter Schlaf, glückliche Gefühle und allgemein mehr Power reduzieren Angst.

Wer weniger Angst hat, ist selbstbewusster. Wissenschaftler*innen konnten ebenfalls beweisen, dass Sport nicht nur weniger ängstlich macht, sondern auch ängstliche Menschen mutiger.

EXPERIMENT

Dieses Experiment bitte nur in Gedanken machen: Stelle dir vor, wie du mit einem wirklich scharfen Messer einen langen Schnitt über die Fingerkuppe deines Zeigefingers machst. Gruseliger Gedanke, oder? Nie im Leben würdest du das freiwillig machen!

Bestimmt hast du aber schon einmal wild rumgetobt und dich dabei verletzt, ohne es gemerkt zu haben. Ein ebenso typisches Beispiel: Beim Abwaschen mit der Hand bricht ein Glas und du schneidest dich an einer Scherbe. Es kann sein, dass du das kaum mitbekommst und erst bemerkst, wenn es blutet.

Obwohl du dich in beiden Fällen kräftig geschnitten hast, tut es mal richtig doll weh und ein anderes Mal merkst du kaum etwas. Der Schmerz entsteht aus dir selbst heraus.

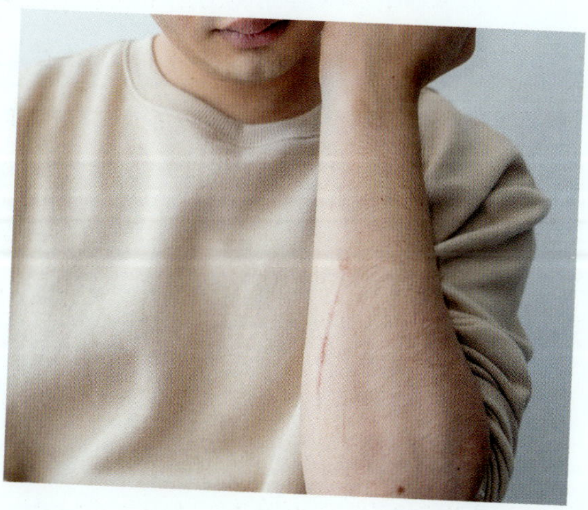

Hast du schon mal einen Kratzer entdeckt und konntest dich nicht daran erinnern, wo er hergekommen ist? Und auf einmal hat er dann angefangen wehzutun? Die Tatsache, ob wir eine Verletzung bewusst wahrgenommen haben, beeinflusst unser Schmerzempfinden.

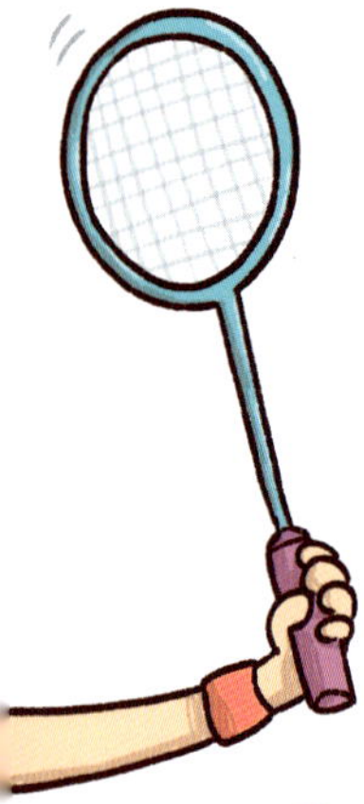

SELBSTKONTROLLE – DU BIST DER CHEF

Der Mensch: ein Gewohnheitstier

Selbstbewusstsein und Selbstkontrolle klingen zwar sehr ähnlich, doch sind es zwei völlig verschiedene Dinge.

Wenn es darum geht, im Leben, also in der Schule, später im Beruf oder auch in der Familie und im Freundeskreis, gut klarzukommen, hat das etwas mit deiner genetischen Programmierung zu tun. Manche Menschen sind von Geburt an glücklicher als andere, klüger oder freundlicher.

Diese genetischen Vorgaben machen ungefähr ein Drittel der Persönlichkeit aus. Die anderen zwei Drittel hast du selbst in der Hand. Du kannst noch so musikalisch sein, doch ohne Disziplin und Übung wirst du kein Profi.

Es hängt also von deinem Willen und deiner Selbstkontrolle ab, wie dein Leben verläuft. Karstens Vater hatte dafür einen klugen Spruch: Befiehl dir selbst, sonst befehlen dir andere.

Wenn du ein bisschen darüber nachzudenkst, verstehst du schnell: Willen braucht es nicht für kurzfristige Wünsche, sondern um ein echtes Ziel zu erreichen.

Es gibt ein paar Tricks, um deine Selbstkontrolle wie einen Muskel zu trainieren. Mach mit: Überlege dir, was du dir gerade wünschst. Vielleicht möchtest du etwas naschen? Befiehl dir, deinen Wunsch nicht sofort zu befriedigen, sondern zehn Minuten zu warten.

Dann geh einen Schritt weiter: Nimm dir etwas vor, das du normalerweise nicht machst, weil du zu faul bist. Zum Beispiel könntest du morgens dein Bett machen.

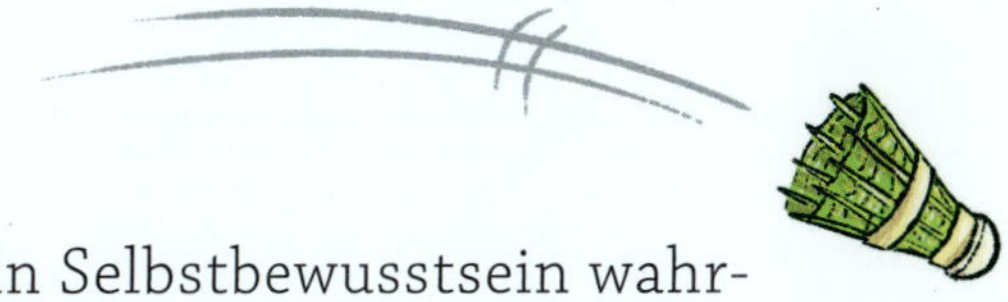

Wenn du das nicht gewöhnt bist, musst du dich bestimmt dazu überwinden.

Jedes Mal, wenn du dein inneres Faultier besiegst, wird dein Wille stärker. Indem du den ersten Impuls kontrollierst und ihn dir bewusst machst, übernimmst du mehr Kontrolle über deine Entscheidungen. Du folgst nicht mehr den uralten Steuerungsmechanismen, sondern machst dich frei davon. Du überlegst, ob das, was du da gerade willst, wirklich sinnvoll für dich ist oder ob es eher eine unliebsame Angewohnheit ist (z. B. naschen).

Ist dein Wille nun gestärkt, kannst du dir größere Dinge vornehmen, wie ein Instrument oder eine bestimmte Sportart zu lernen. Dein Wille lässt dich regelmäßig zum Training oder Üben gehen und deine Mitschüler*innen werden deinen starken Willen und dein Selbstbewusstsein wahrnehmen und dich anders behandeln.

Warum fällt es so schwer, sich zum Sport aufzuraffen, wenn ich es gewohnt bin, als Erholung gemütlich auf dem Sofa zu liegen und fernzusehen oder in einem bequemen Gamerstuhl Computerspiele zu spielen?

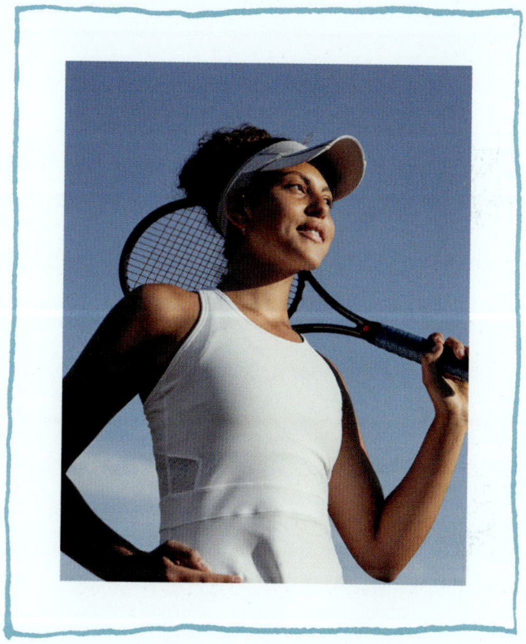

Viele Sportarten stärken nicht nur deinen Körper, sondern auch dein Selbstbewusstsein und damit auch dein komplettes Auftreten. Probier es doch mal aus, du wirst überrascht sein, wie gut es sich anfühlt und wie deine Mitmenschen auf dich reagieren.

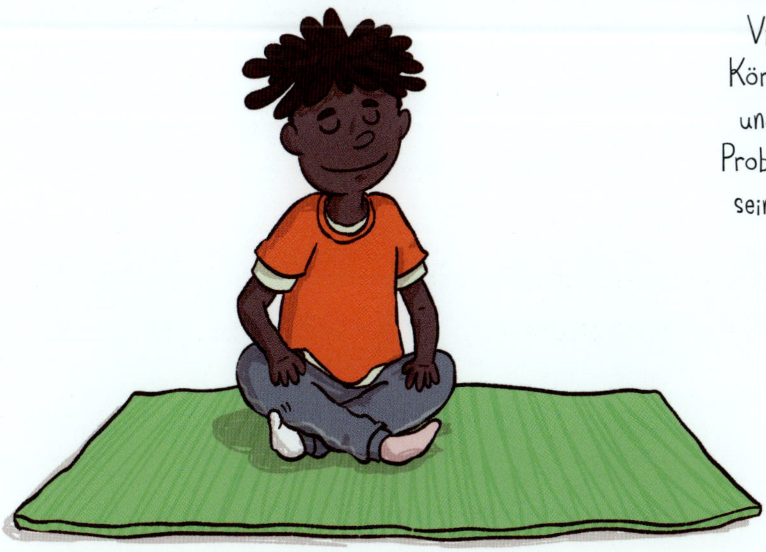

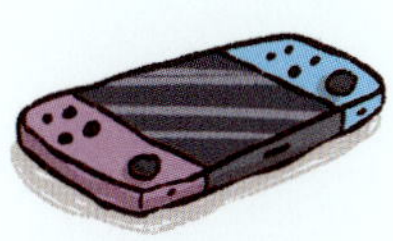

Die Antwort ist ganz einfach: Gewohnheiten haben sich bewährt. Sie sind folglich sicher und haben uns bisher geholfen zu überleben. So denkt zumindest das uralte Tiergehirn in dir. Das war schon so, als unsere vierbeinigen Vorfahren auf Nahrungssuche ihre Runden drehten. Einen neuen Weg einzuschlagen bedeutete, ein Risiko einzugehen. Und solange sich auf dem alten Weg genügend Nahrung fand, gab es keinen Grund, etwas zu ändern. Eine Gewohnheit zu haben ist also ein genialer Überlebenstrick! Es ist viel besser, als ständig etwas Neues zu probieren, denn der Erfolg ist nicht garantiert und man geht sinnlos das Risiko ein, gefressen zu werden. Klingt vernünftig, oder?

Genau deshalb ist es wirklich schwer, solche alten und bewährten Strategien willentlich zu überwinden und Gewohnheiten zu ändern.

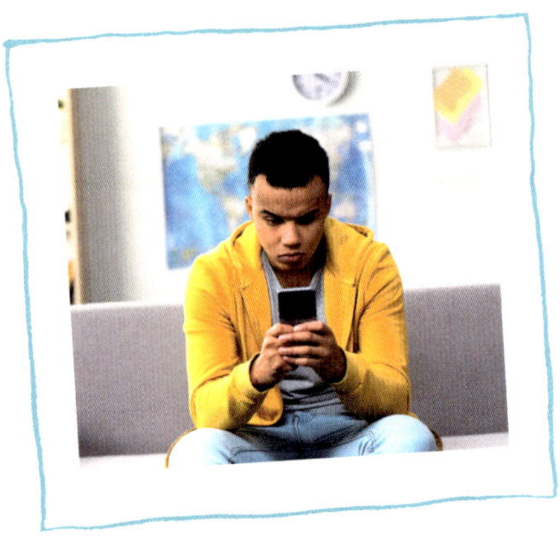

Eine Gewohnheit kann sehr bequem sein!

In deinem Alltag hat es sich vielleicht bewährt, herumzuliegen, faul zu sein und Computerspiele zu spielen. Du hast keine Nachteile dadurch, bekommst aber die Belohnung der Freude. Dein Tiergehirn wäre ja total blöd, an dieser bequemen Situation etwas zu ändern! Aber vielleicht willst ***du*** daran etwas ändern, weil du weißt, dass dir das langfristig nichts bringt? Wenn ja, kommt jetzt ein Trick für dich.

Eine Gewohnheit besteht aus drei Elementen: dem Auslöser, der Routine und der Belohnung.

An der Routine und der Belohnung kannst du nicht viel ändern.

Ein Beispiel: Wenn du die Spielekonsole eingeschaltet hast, ist die Routine begonnen und es ist beinahe unmöglich, gleich wieder auszuschalten. Du musst dich genau beobachten und dich fragen: Was ist der Auslöser? Was passiert, kurz bevor ich das Gerät einschalte? Was treibt mich an, den Startknopf zu drücken?

Wenn du den Auslöser gefunden hast (z. B. Langeweile), hast du schon fast gewonnen.

Denn wenn du eine starke, selbstbestimmte Persönlichkeit bist und deinen Willen, wie eben beschrieben, trainiert hast, sieht die Welt anders aus: Du hast in diesem Moment die Freiheit zu entscheiden, was du willst, und machst es einfach.

Hier noch ein Tipp für Lehrer*innen, der uns sehr beeindruckt hat. Er ist von Professor Seidel aus Weimar. Mit diesem kleinen Trick lassen sich Gewohnheiten in einer Gruppe von einem Moment zum anderen ändern:

Wenn Gruppen in Mannschaften aufgeteilt werden, wird die Aufteilung meist den beiden besten Spieler*innen überlassen. Diese wählen dann logischerweise den*die nächstbeste*n. Wer am Ende übrig bleibt, ist klar.

Lehrer*innen können das aber auch anders machen: Sie könnten die schlechtesten Spieler*innen bitten, die Auswahl zu treffen. Ganz automatisch würden sich die Rollen ändern und sich eine festgefahrene Gewohnheit in Luft auflösen.

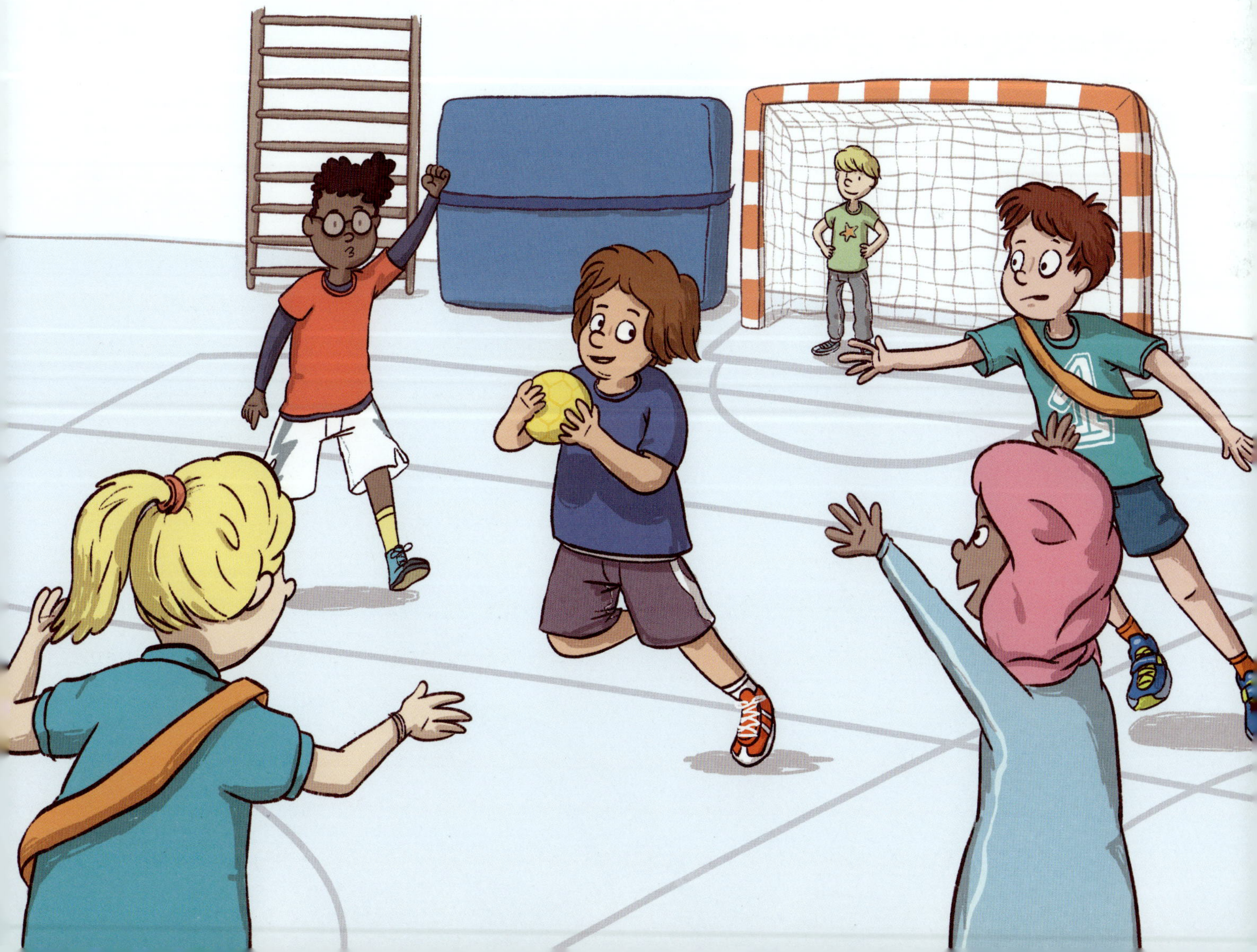

GUTER UND BÖSER STRESS?

Sport als Überdruckventil

Für unsere Vorfahr*innen bestand der größte Stress darin, möglicherweise von jemandem gefressen zu werden oder selbst an Nahrung zu kommen. Vor dem einen galt es, wegzulaufen, dem anderen mussten sie hinterherjagen. Dazu wurde der Körper mit Botenstoffen und Hormonen auf Trab gebracht. Am Ende wurden die Stresssignale durch die körperliche Aktivität wieder aufgelöst.

Heute lösen wir stressige Situationen anders: Statt vor dem Mathetest wegzurennen, bleiben wir grübelnd davor sitzen. Die Lehrkraft wegen der schweren Fragen zu verhauen oder gar aufzuessen löst unser Problem nicht.

Das weiß unser Körper aber noch nicht und so bereitet er uns bei Stress auf körperliche Hochleistung vor. Diese bleibt aus und die Hormone und Botenstoffe werden nicht durch Bewegung abgebaut. Fehlt der Sport, kommt unser Körper aus dem Gleichgewicht und Stress oft doppelt so groß zu uns zurück.

Doch was ist eigentlich Stress? Stress entsteht im Kopf, heutzutage meist im frontalen Cortex, also hinter deiner Stirn. Wie du schon im Kapitel *Sport macht schlau* gelesen hast, kann sich die Leistungsfähigkeit dieses Bereiches schnell erschöpfen. Wir haben unzählige Dinge gleichzeitig im Kopf. Weil alles irgendwie wichtig ist, spüren wir Überforderung und es entsteht Stress.

Was genau Stress bereitet, ist von Mensch zu Mensch unterschiedlich: Der eine mag eine Achterbahnfahrt als grandioses Erleb-

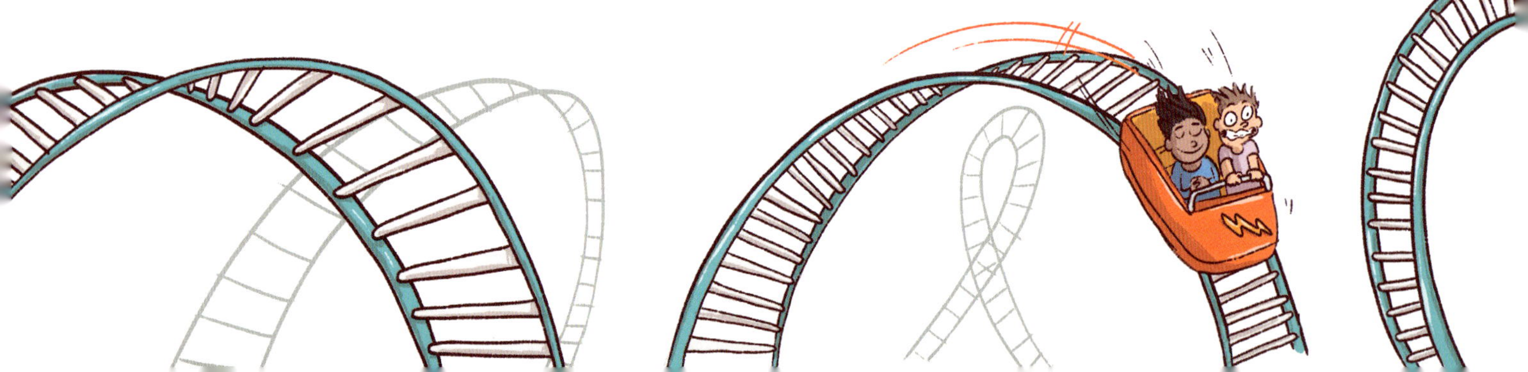

nis empfinden, doch jemand anderes ist danach völlig am Ende. Vielleicht stellt sich Letzterer aber problemlos vor eine Klasse und hält einen Vortrag, wohingegen der Achterbahngenießer vor Stress kein Wort herausbringt.

Weil unser subjektiv empfundener Stress aber im vorderen Cortex, also unserem Denkgehirn, entsteht, können wir den Stress mit dem gleichen Trick wie im Kapitel *Sport macht schlau* in den Griff kriegen: Wir müssen unser Gehirn nur mit der Steuerung von komplizierten oder herausfordernden Bewegungen beschäftigen. Ein Tischtennisspiel, Jonglieren oder ein paar Kraftübungen und unser Gehirn hat keine Energie mehr, sich um den Stress zu kümmern. Ist die körperliche Herausforderung beendet, startet unser Denkapparat wieder stressfrei bei null.

Ganz wichtig ist aber, dass der Sport nicht selbst zum Stress wird! Wenn du Sport zur Entspannung benutzt, darfst du nicht an deine Grenzen gehen. Ein Aufbau- und Intervalltraining ist dann keine gute Idee, wohingegen eine kurze Joggingeinheit, bei der du den Alarmzustand in deinem Körper abbauen kannst, wunderbar wirkt.

Probier einfach aus, was dir am besten tut. Aber meide deine Grenzen!

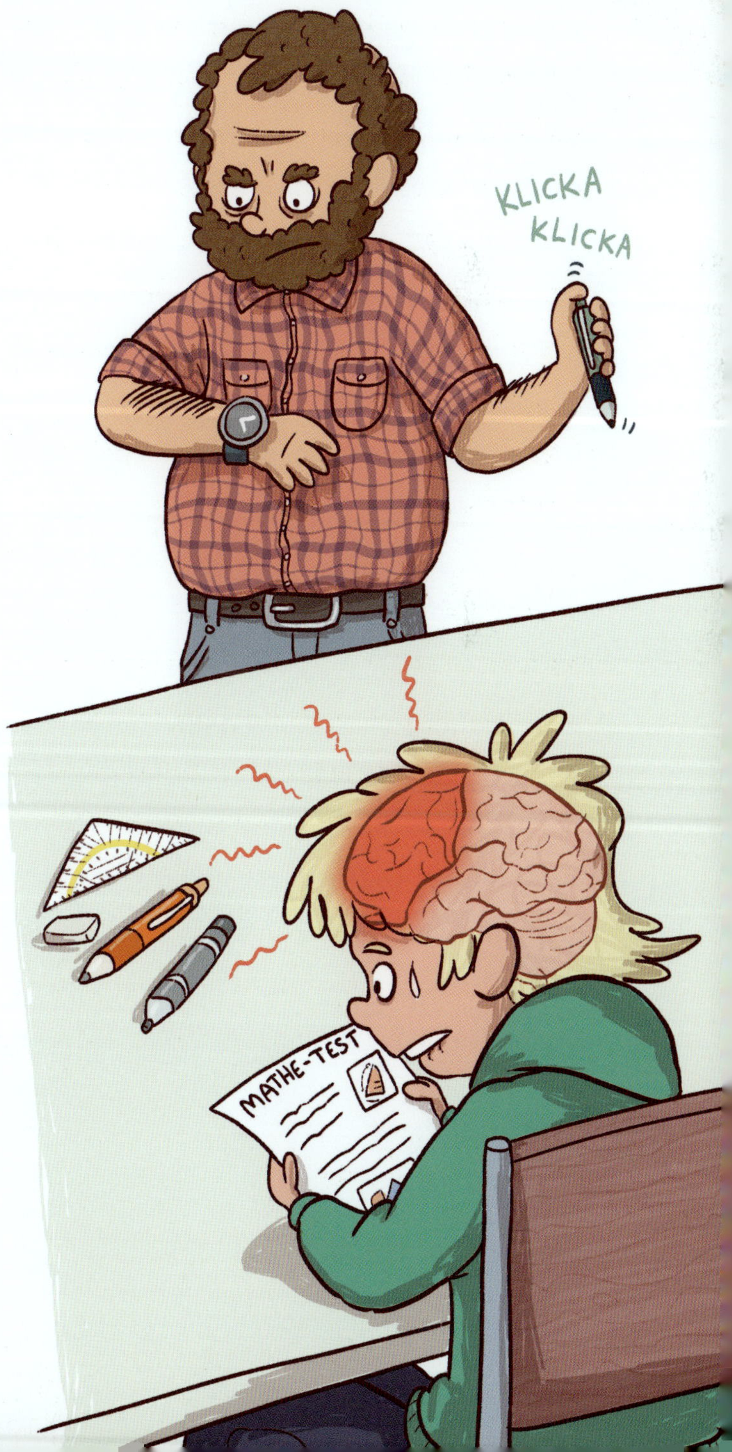

Wenn die genannten Tricks nicht helfen, den Stress abzubauen, und er übermächtig wird, kann er **chronisch** werden. Das bedeutet, dass dein Körper immerzu in Alarmbereitschaft ist. Das kann schlimme Folgen haben: Forscher*innen haben festgestellt, dass die Lebenserwartung um fast zwanzig Jahre sinken kann, wenn man als Kleinkind unter **sehr großem Stress** gelitten hat.

Doch wann wird Stress chronisch und was passiert dabei? Stress ist eine ganz normale Reaktion auf eine außergewöhnliche Belastung. Wenn du zum Beispiel in eine neue Klasse kommst, weil ihr umgezogen seid, hast du Stress. Dein Körper will dir dabei helfen, dein Herzschlag und die Atmung werden schneller, die Bronchien weiten sich und das Hormon Cortisol wird ausgeschüttet.

All dies gibt deinem Körper zusätzliche Energie. Diese muss er sich irgendwo hernehmen, deswegen reduziert er zum Beispiel den Bau von Eiweißen. So verlangsamt sich dein Wachstum und es ist kaum Muskelaufbau möglich, während du im Stress bist. Im Gegenteil: Muskeln und Eiweiße werden sogar abgebaut.

Eiweiße sind aber an allen chemischen Reaktionen in deinem Körper beteiligt. Diese kurzzeitig, also für Stunden, Tage oder auch wenige Wochen abzubauen, ist in Ordnung. Langfristiger Stress kann deinen Körper aber schädigen und dazu führen, dass deine Leistungsfähigkeit immer weiter abnimmt. Das Ende vom Lied: Du gerätst noch leichter in Stress – ein Teufelskreis!

Hinzu kommt noch ein anderer Effekt: Dein Körper drosselt auch die Arbeit deines Immunsystems und Krankheitserreger werden nicht mehr so gut bekämpft. Schon eine einfache Erkältung kann dich dann komplett umhauen. Wenn so etwas passiert, ist das ein Zeichen dafür, dass du zu weit gegangen bist.

Kluge Trainer*innen überfordern dich nicht und achten auf erste Anzeichen. Aber sie müssen natürlich auch von dir erfahren, dass es dir nicht gut geht. Mach also kein Geheimnis daraus, wenn du an deine Grenzen kommst!

Sowohl geistiger als auch körperlicher Stress, wie beispielsweise bei einem intensiven Training oder in einer Prüfungsphase, sind nicht schlecht für deinen Körper. Solche Momente regen ihn an, sich weiterzuentwickeln und sich anzupassen. Wenn du aber mehr und mehr unter deinem Stress leidest und dir auch Sport nicht mehr hilft, ist das ein sicheres Zeichen, dass du etwas ändern musst.

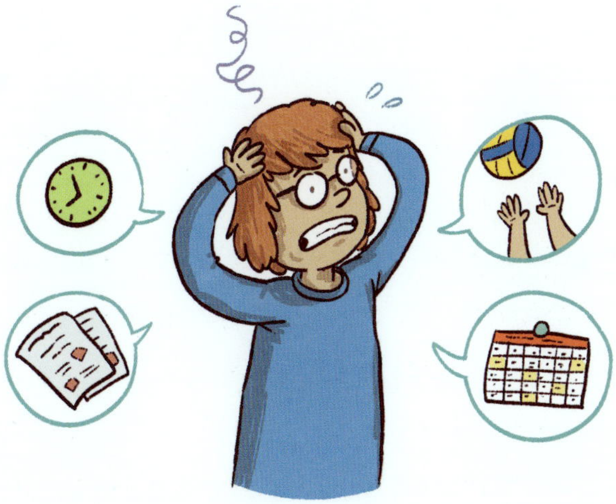

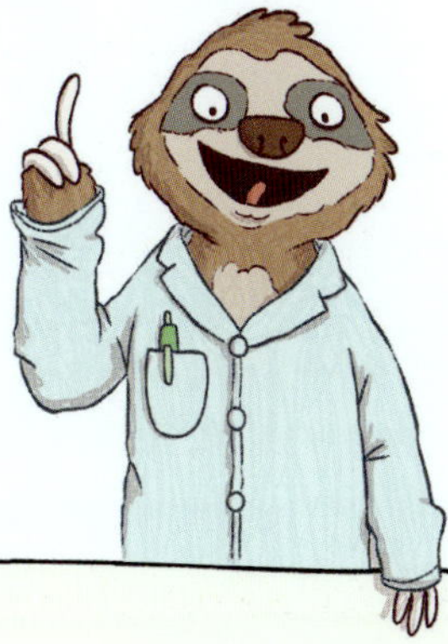

INFOKASTEN

Dein Immunsystem kann sogar **Krebszellen** erkennen und töten. Karsten hat viele Jahre Delfine erforscht. Für Delfine ist ein Leben in Gefangenschaft Stress und viele Tiere sterben an einem Magengeschwür. Diese Krebsform gibt es auch bei uns Menschen und sie ist typisch für chronischen und über Jahre anhaltenden Stress.

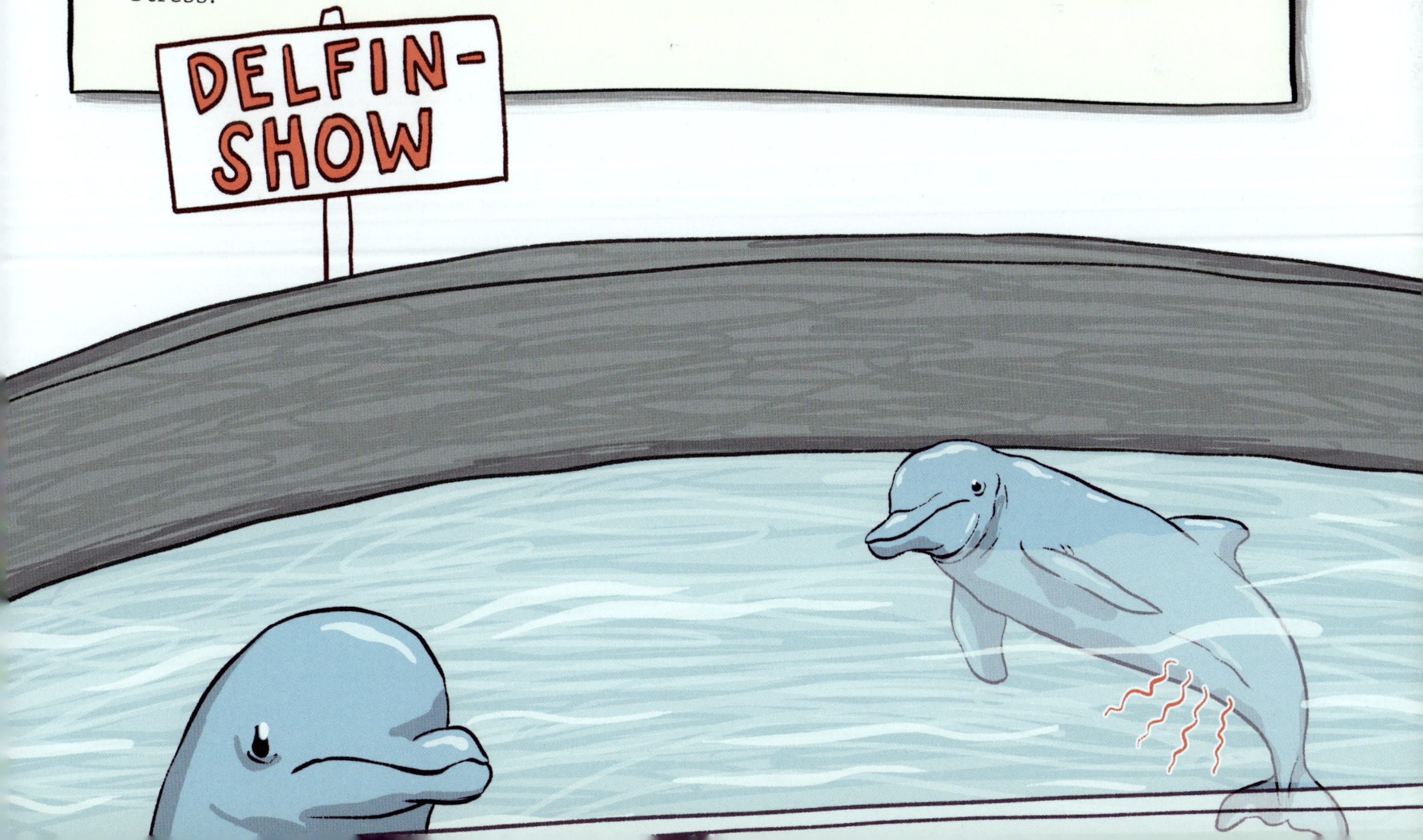

DIE MAGIE DES SCHLAFENS

Der kleine Bruder des Todes ist dein Freund

Sätze wie: „Zu wenig Schlaf macht dick und dumm!“, oder: „Ohne Pausen ist jedes Training sinnlos!“, sind natürlich sehr provokativ. Und doch haben unzählige Forscher*innen auf der ganzen Welt bestätigt, wie wichtig Schlaf und ausreichend Zeit zum Regenerieren sind.

Wissenschaftler*innen konnten beweisen, dass Kleinkinder, die von ihren Eltern immer rechtzeitig ins Bett gebracht wurden, zehn Jahre später viel seltener Übergewicht hatten, als Kinder, die lange aufbleiben durften.

Es wurde übrigens auch untersucht, welchen Einfluss der Schlaf auf die Genauigkeit von Grenzpolizisten hat. Sie müssen nämlich alle paar Sekunden sehr aufmerksam eine neue Person mit deren Foto im Pass vergleichen.

Es ist sicher keine Überraschung, dass unausgeschlafene Beamte viel häufiger Personen mit falschem Pass durchwinken als die ausgeschlafenen. Das ist ein gutes Beispiel dafür, wie weitreichend der negative Einfluss von Schlafmangel sein kann.

Forscher*innen stellten auch Beeinträchtigungen beim Denken und Lernen, beim Fühlen und im Umgang mit anderen Menschen fest. Schlafmangel macht uns traurig und schlechte Laune, wir sind impulsiver und haben uns weniger gut unter Kontrolle. Darüber hinaus können wir unsere Grenzen nicht mehr gut einschätzen, machen mehr Fehler oder Unfälle. Schlafentzug kann sogar als Folter eingesetzt werden.

Um das besser zu verstehen, müssen wir uns den Schlaf genauer ansehen: Wir schlafen auf zweierlei Arten – Tiefschlaf und REM-Schlaf. Beide wechseln sich mehrfach in der Nacht ab. Zu Beginn der Nacht sind wir mehr im Tiefschlaf und am Ende nimmt der REM-Schlaf zu. Doch zuerst mehr zum Tiefschlaf.

Abgesehen von einem kleinen Bereich (siehe Infokasten), schaltet dein Gehirn im Tiefschlaf kräftig runter. Die Folge: Du bekommst kaum etwas von deiner Umgebung mit. In dieser Phase schrumpft dein Gehirn sogar.

Das hat einen guten Grund: Vielleicht kannst du dich noch an das Lymphsystem erinnern, das wir im Kapitel ***Sport kann heilen*** besprochen haben? Es wirkt wie eine Art Müllabfuhr in deinem Körper. Dein Gehirn ist allerdings durch die Blut-Hirn-Schranke von deinem Lymphsystem abgeschnitten. Da es aber ausgesprochen aktiv ist, entsteht in ihm genauso Abfall wie im Rest deines Körpers.

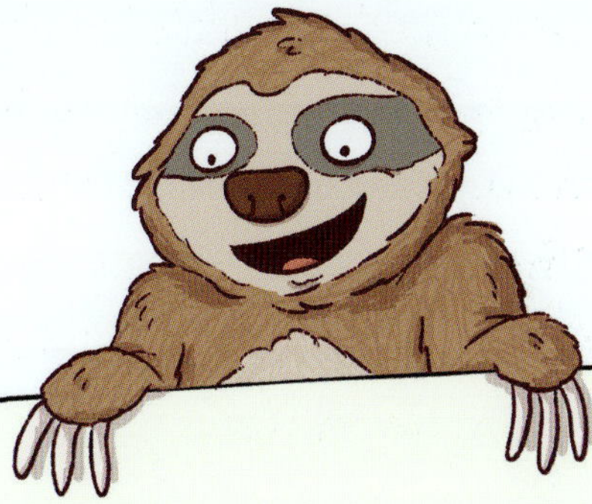

INFOKASTEN

Als DMN (Default Mode Network) oder Ruhezustandsnetzwerk bezeichnet man Bereiche in deinem Gehirn, die noch ein bisschen wach bleiben, wenn du tief schläfst. Sie sorgen dafür, dass du auch im Schlaf Dinge erfährst, die für dein Überleben wichtig sind. Besonders aktiv sind diese Bereiche, wenn du nicht zu Hause schläfst.

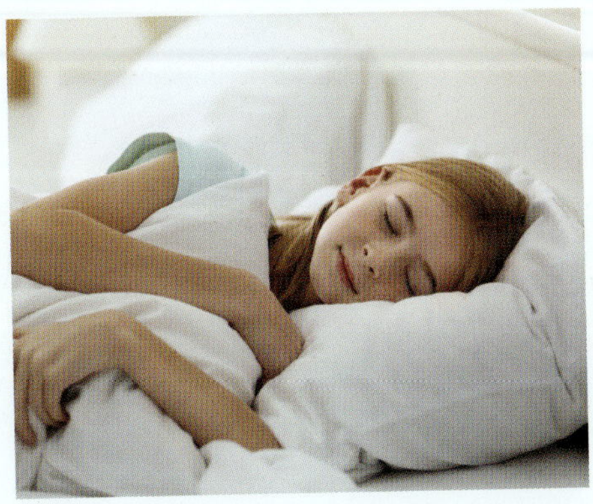

Auch wenn du schläfst, bist du ein bisschen wach.

Erst vor wenigen Jahren haben Forscher*innen das sogenannte glymphatische System entdeckt. Es hat vermutlich dieselbe Aufgabe wie dein Lymphsystem. Am Tag arbeitet es fast gar nicht, aber in der Nacht, wenn dein Gehirn geschrumpft ist, kann der Liquor, die Flüssigkeit im glymphatischen System, die Zellen prima umspülen und den ganzen Abfall wegtransportieren.

Diesem Aufräumprozess hast du zu verdanken, dass dein Gehirn am nächsten Morgen wieder genauso leistungsfähig ist wie am Tag zuvor. Wenn dieser Prozess nicht gut funktioniert, kann das schreckliche Folgen haben, wie beispielsweise die Krankheit Alzheimer.

Der **REM-Schlaf** zeichnet sich durch schnelle Augenbewegungen aus. In dieser Schlafphase träumen wir. Im REM-Schlaf können Herz- und Atemfrequenz und auch der Blutdruck steigen. Allerdings ist unsere Muskulatur fast abgeschaltet. Vielleicht hast du schon einmal einen schlafenden Hund gesehen, bei dem die Beine zucken: Er kann nicht wirklich loslaufen oder springen, aber man sieht, dass er aktiv ist.

Der REM-Schlaf ist besonders für das Lernen motorischer Abläufe wichtig. Wenn du eine Sportart oder ein Klavierstück lernst, ist der REM-Schlaf von großer Bedeutung. Auch Wissen und Erfahrungen verarbeitet dein Körper im Schlaf. Das zeigt dir folgendes Experiment:

Eltern und ihre Kinder wurden aufgefordert, möglichst schnell aufleuchtende Knöpfe an einem Kasten zu drücken. Als sie gefragt wurden, ob es ein Muster gab, hatte niemand eines bemerkt, obwohl es tatsächlich eine wiederkehrende Reihenfolge gab.

Eine zweite Gruppe von Erwachsenen und ihren Kindern erhielt dieselbe Aufgabe. Die Frage nach der Reihenfolge wurde ihnen aber einen Tag nach dem Versuch gestellt. Das Ergebnis: Einigen Erwachsenen und fast allen Kindern fiel auf, dass das Aufleuchten der Lampen eine Reihenfolge hatte – ihr Gehirn hatte über Nacht gearbeitet.

Spannend ist bei diesem Experiment auch, dass die Kinder besser abschnitten als die Erwachsenen.

Doch nicht nur dein Gehirn braucht den Schlaf: Wissenschaftler*innen haben festgestellt, dass auch Heilungsprozesse sowie das Wachstum schlechter ablaufen, wenn Menschen zu wenig schlafen. Lass dir abends also nicht den Schlaf rauben! Geh ins Bett, wenn du müde bist, und meide das helle blaue Licht von Bildschirmen!

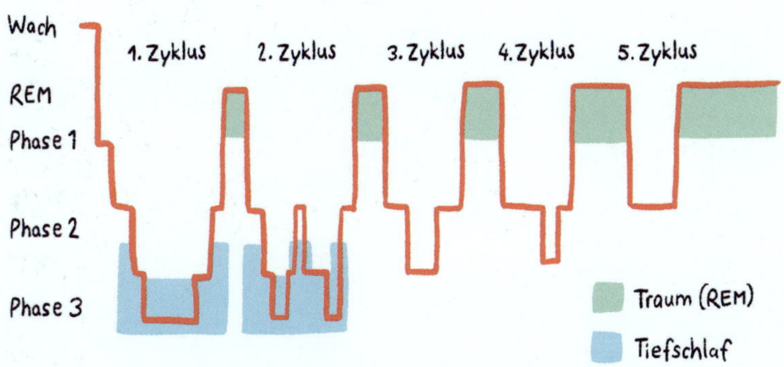

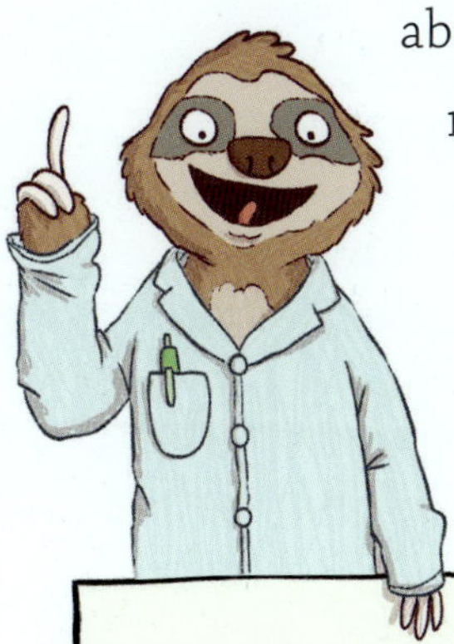

INFOKASTEN

Tiere im Winterschlaf

Selbst Tiere, die aus dem Winterschlaf erwachen, brauchen Schlaf. Der Winterschlaf ist mit dem normalen Schlaf, in dem wir lernen und regenerieren, nicht zu vergleichen. Genau genommen müssen sich Tiere vom Winterschlaf erholen, denn er ist anstrengend für den Körper.

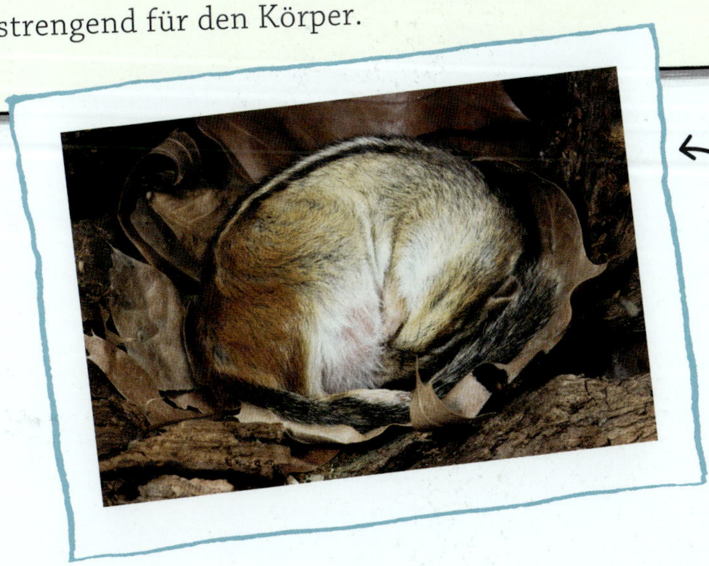

Winterschlaf ist keine Erholung.

SPORT ALS LIFESTYLE

Sport ist mehr als nur gesunde Bewegung!

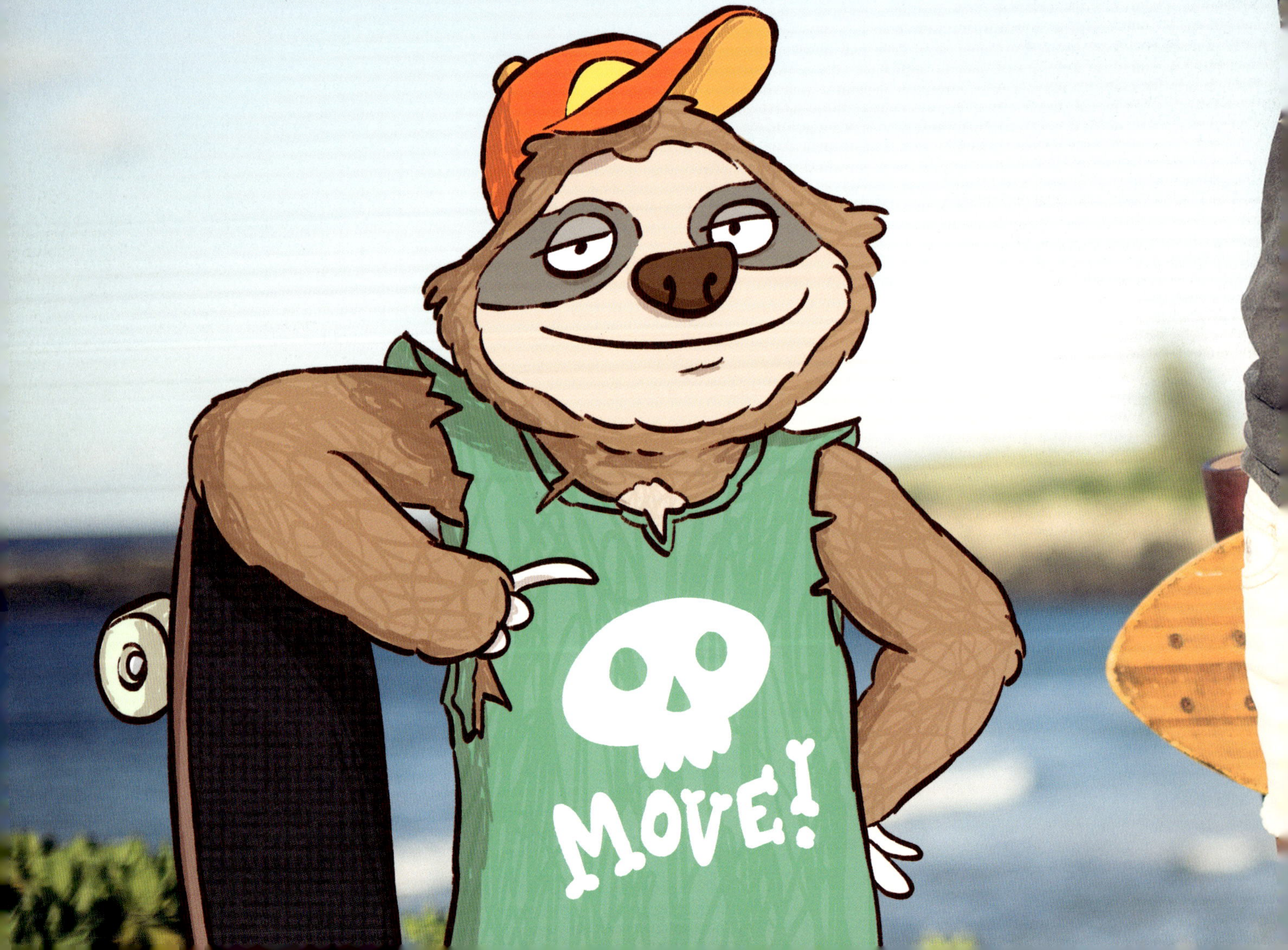

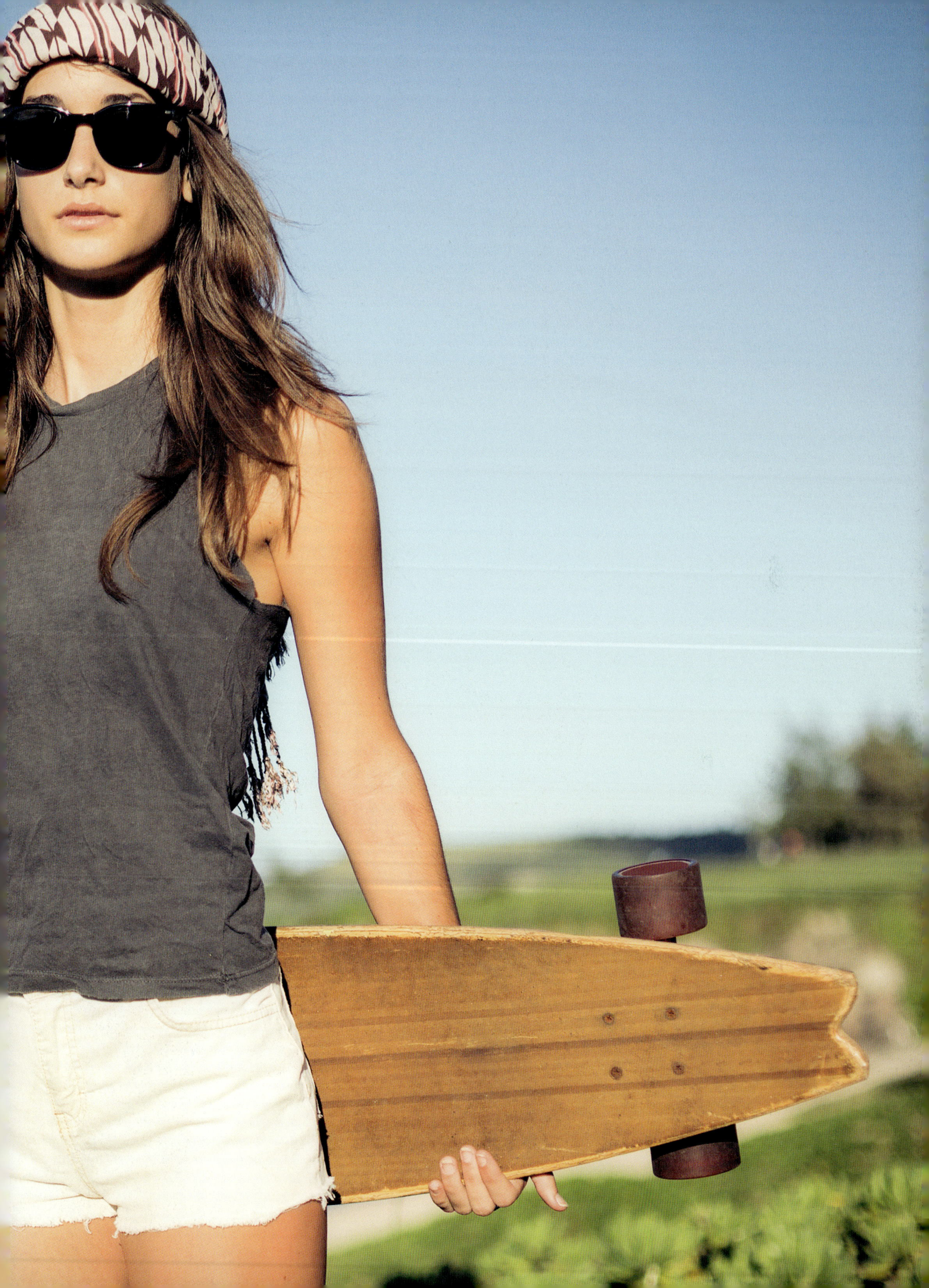

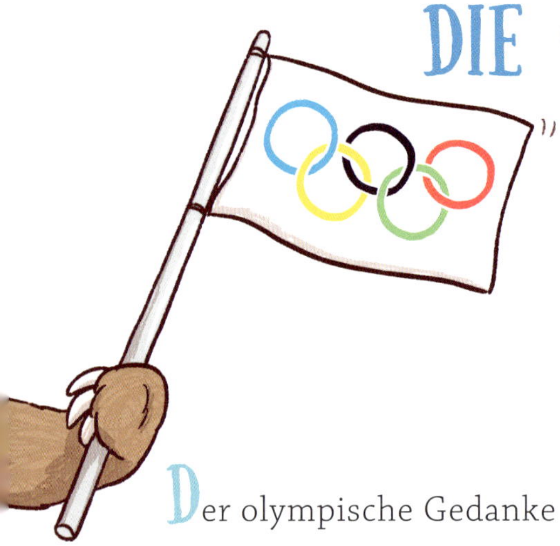

DIE OLYMPISCHEN SPIELE …

… sind keine Spiele!

Der olympische Gedanke ist etwas Großartiges: Sportler*innen aus der ganzen Welt treffen sich zu einem fairen und respektvollen Wettkampf.

Sportliche Spiele sind eine tolle Sache: Man lernt etwas dabei, hat Spaß und tut dem Körper Gutes. Spielen ist eine Erfindung der Natur, bei der ohne dramatische Konsequenzen Erfahrungen gesammelt werden sollen.

Nun kommt aber der Haken: All das trifft auf die Olympischen Spiele oft nicht zu, denn es geht hauptsächlich um Macht und Geld. Genau dieser Aspekt disqualifiziert sie als Spiel. Um dies zu verstehen, reisen wir in die Vergangenheit.

Die Siegerlisten der Olympischen Spiele reichen bis in das Jahr 776 vor unserer Zeitrechnung zurück. Mit großer Wahrscheinlichkeit gab es die Spiele sogar schon vorher. Die Spiele wurden in Olympia, einem Heiligtum, das dem griechischen Göttervater Zeus gewidmet war, ausgetragen.

Ursprünglich stand vermutlich die Verehrung der Götter und Göttinnen im Mittelpunkt der Veranstaltung. Erst später gewannen die sportlichen Aspekte an Bedeutung. Teilnehmen durften damals nur Griechen. Bis auf eine einzige Priesterin durften Frauen noch nicht einmal zusehen. Allerdings wurde für Frauen zu einem anderen Zeitpunkt eine eigene kleine Veranstaltung durchgeführt.

Die Ansprüche an die Sportler*innen wurden mit den Jahren immer höher, sodass Amateur*innen kaum eine Chance hatten. Die Teilnehmer*innen mussten es sich nämlich leisten können, Monate für die Spiele zu trainieren, und das konnten nur die Reichen. Als Sieger*innen wurden sie in der Öffentlichkeit geehrt und brauchten keine Steuern mehr zu bezahlen.

Mit dem Einzug des Christentums und der Abkehr von griechischen Gottheiten verloren auch die Spiele an Bedeutung und wurden schließlich vom christlichen Kaiser Theodosius im Jahre 394 verboten.

Knapp 1.500 Jahre später grub der deutsche Archäologe Ernst Curtius Teile von Olympia aus und regte den Franzosen Pierre de Coubertin an, die Spiele wieder zu beleben. Die ersten internationalen Olympischen Spiele fanden im April 1896 in Athen statt. Es war eine kleine Veranstaltung mit nur 250 Teilnehmern. Dennoch: Die Idee war geboren und die Spiele entwickelten sich zu einer internationalen Veranstaltung, die der Völkerverständigung und dem friedlichen Miteinander dienen sollte.

Leider hielten sich die Politiker*innen dieser Welt nicht immer daran: So wurden die Olympischen Spiele 1936 dazu genutzt, den deutschen **Nationalsozialismus** der Weltöffentlichkeit in glänzendem Licht zu präsentieren, und zu Zeiten des **Kalten Krieges** hatte man manchmal das Gefühl, dass die Weltmächte des Ostens und Westens im Stadion gegeneinander Krieg führten.

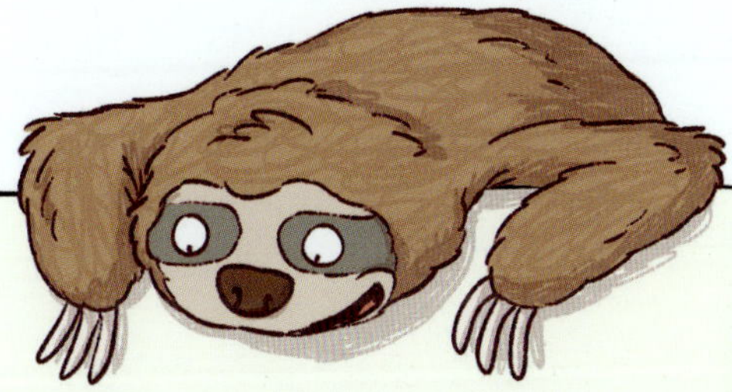

INFOKASTEN

Das Internationale Olympische Komitee (IOC) ist ein eingetragener Verein in der Schweiz. Man könnte sagen, der Verein „besitzt" die Olympischen Spiele, denn er hat die Rechte an den olympischen Symbolen wie Fahne, Motto (*citius, altius, fortius* = höher, schneller, stärker) und Hymne sowie an den Spielen selbst. Das Komitee ist der Olympischen Charta verpflichtet. Das ist ein Schriftstück, das auf Pierre de Coubertins Initiative hin verfasst wurde.

WELTMEISTERSCHAFTEN

Für jede Sportart eine

Was ist der Unterschied zwischen den Olympischen Spielen und Weltmeisterschaften? Die Olympischen Spiele finden alle vier Jahre statt, viele Weltmeisterschaften auch. An den Olympischen Spielen nehmen Menschen aus der ganzen Welt teil, an einer Weltmeisterschaft ebenfalls. Wieso gibt es überhaupt beides?

Offenkundig gibt es bei den Olympischen Spielen viele verschiedene Sportarten und bei den Weltmeisterschaften nicht. Dort gibt es nur die jeweilige Sportart oder einen Zusammenschluss ähnlicher Sportarten.

Irgendwie wäre es doch logisch, wenn man sich bei den Weltmeisterschaften für die Olympischen Spiele qualifizieren würde. Denn dann kämen dort wirklich die Besten jeder Sportart zusammen. Aber so ist es nicht.

Um das zu verstehen, müssen wir wieder in die Vergangenheit reisen und nehmen den Fußball als Beispiel: Seit 1908 ist Fußball eine olympische Disziplin. Doch schon zwanzig Jahre später verloren die Olympischen Spiele beim Fußball ihre Bedeutung. Was war geschehen?

Die Gründer der Olympischen Spiele wollten nicht, dass die Spiele nur wegen Geld veranstaltet werden. Vermutlich hatten sie die damalige Praxis bei Boxkämpfen vor Augen. Dort gab es unzählige Vereine, die Weltmeisterschaften organisierten. Der Verein, der das meiste Geld für die beliebtesten Boxer bezahlte, konnte die größere Veranstaltung auf die Beine stellen und das meiste Geld verdienen. So konkurrierten die Vereine um die besten Sportler und die Gehälter der Profi-Boxer stiegen immer weiter.

Die Amateur-Klausel der Olympischen Spiele sollte so eine Entwicklung verhindern. Unabhängig davon wurden aber Weltmeisterschaften im Fußball ausgetragen und die Spieler dieser Mannschaften wurden, ebenso wie die Boxer, immer besser bezahlt. Weil die Spieler dieser Mannschaften gut verdienten und nichts anderes machen mussten als zu trainieren, waren sie zwangsläufig besser als die Amateure, und die Spiele waren attraktiver für die Zuschauer*innen.

Neben Fußball und Boxen haben die Olympischen Spiele auch beim Tennis oder beim Segeln keine so große Bedeutung. Infolgedessen hat sich das Internationale Olympische Komitee (IOC) in den Neunzigern des vergangenen Jahrhunderts von Pierre de Coubertins Idealen verabschiedet und die Amateur-Klausel gestrichen.

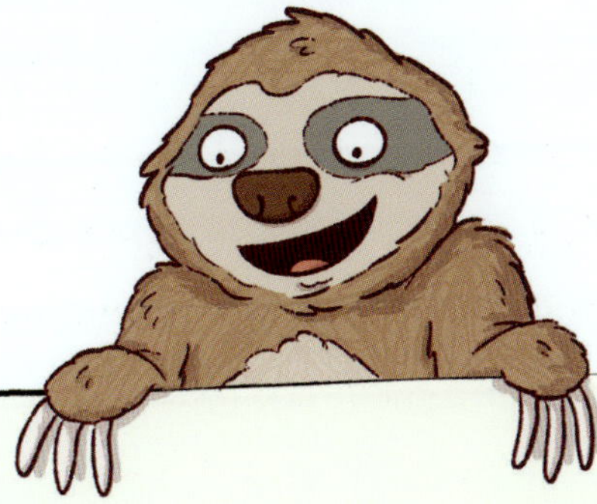

INFOKASTEN

Amateur*in und Profi

Manchmal wird eine Person als Amateur*in beschimpft, wenn sie etwas nicht richtig gemacht hat. Genau genommen bedeutet es aber nur, dass die Person nicht für ihre Leistung bezahlt wird und sie nebenbei als Hobby betreibt. Profis hingegen sind Menschen, die für ihre Arbeit bezahlt werden und den ganzen Tag nichts anderes tun. Im Berufsleben sind Profis meist besser, denn sie hatten eine mehrjährige Berufsausbildung.

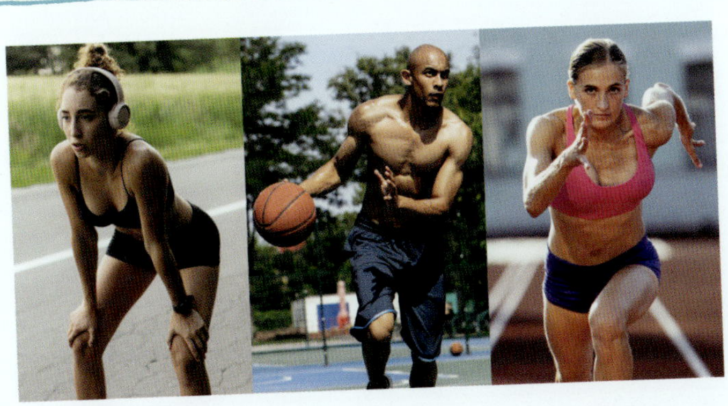

Mit Ausdauer und Leidenschaft kann jeder Profi werden.

SCHÖNHEITSIDEALE & SPORTGURUS

Inspiration ja, Vergleichen nein, danke

Entweder du hast zu viel oder zu wenig, in jedem Fall siehst du vermutlich nicht so aus wie die Stars im Internet. Kaum jemand ist mit dem Gewicht oder der Form des eigenen Körpers zufrieden. Man vergleicht, sieht sich um und orientiert sich.

Dieses Vergleichen ist völlig in Ordnung. Es hilft uns, unseren Platz in der Welt zu finden und festzustellen, ob wir fair behandelt werden. In sozialen Gemeinschaften ist Vergleichen wichtig, damit wir als Individuum nicht untergehen und uns auch als Einzelne behaupten.

Unserer Meinung nach gibt es nur zwei Gruppen, die sich nicht für einen Vergleich interessieren: Die eine hat sich entweder aufgegeben oder es ist ihr egal, was andere über sie denken. Die andere Gruppe ist sich darüber bewusst, wie oberflächlich und sinnlos das Streben nach einem Schönheitsideal ist, und hat Wichtigeres im Sinn.

Die allermeisten Menschen sind aber nicht so. Sie möchten für andere attraktiv sein und vergleichen sich mit denen, die offenkundig auf andere attraktiv wirken.

Es gibt einige Menschen, die dies besonders ernst nehmen. Sie investieren viel Zeit und Aufwand, um perfekt auszusehen. Einige schaffen es, mit dem Aussehen Geld zu verdienen, beispielsweise als Model oder Fitness-Influencer*in. Gut auszusehen ist ihr Beruf, eine Vollzeitbeschäftigung, mit der sie ihren Lebensunterhalt verdienen.

Das unterscheidet sie von Menschen, die zur Schule gehen oder einen anderen Beruf ausüben, denn diese haben meist nicht so viel Zeit für Sport und Co. Nimm dir solche

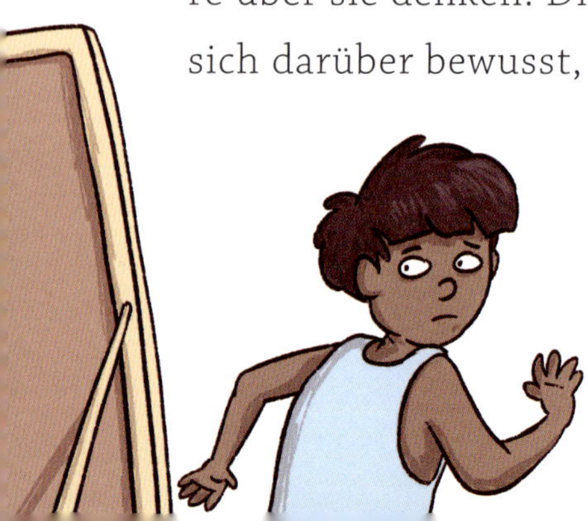

Profis als Vorbilder, aber vergleiche dich nicht mit ihnen! Denn das kann dich unzufrieden machen. Oft bezahlen die Stars auch einen hohen Preis, denn sie nutzen nicht nur ihre wertvolle Lebenszeit, um nichts anderes zu tun, als perfekt auszusehen, sie helfen manchmal auch mit Medikamenten nach und das ist auf lange Sicht ganz sicher nicht gesund.

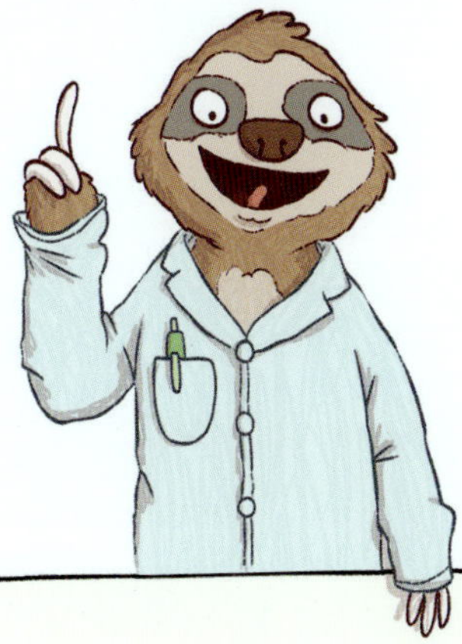

INFOKASTEN

Achtung! Soziale Medien und Suchmaschinen filtern die reale Welt für dich. Was du angezeigt bekommst, ist das, was eine künstliche Intelligenz für dich als attraktiv einschätzt. Wenn du dich für schlanke Mädchen interessierst, bekommst du haufenweise Werbung mit schlanken Mädchen angezeigt, wenn du oft nach Fahrrädern suchst, bekommst du viel über Fahrradfahren angezeigt.

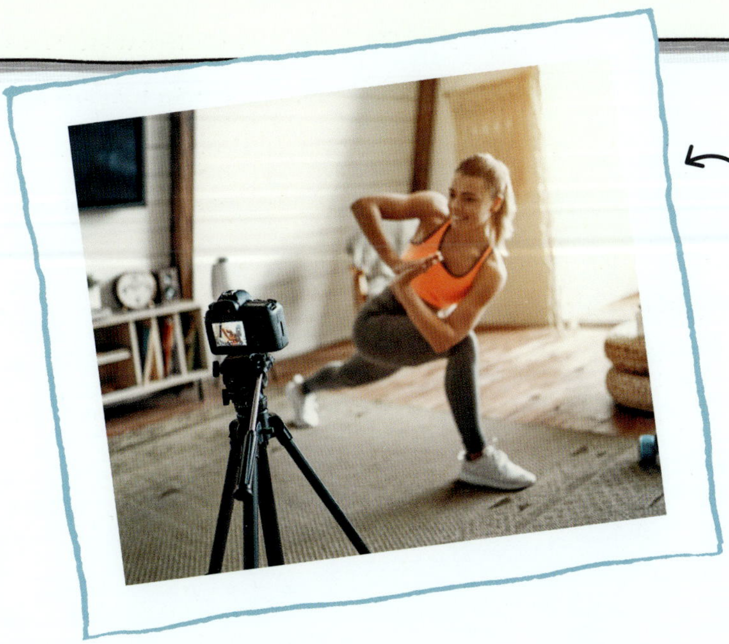

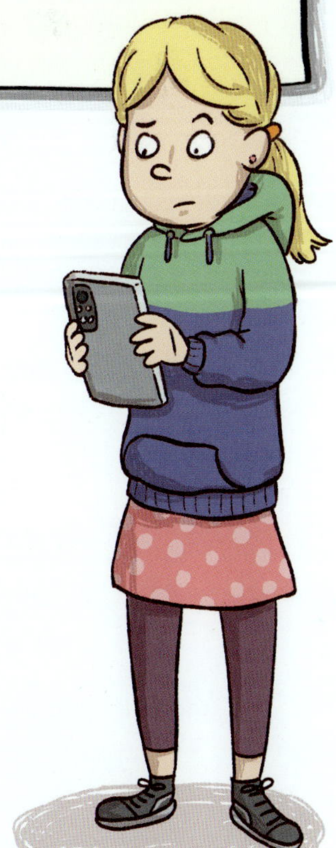

Beim Betrachten all dieser perfekten, aber teilweise auch **gefakten** Inhalte, kannst du in eine böse Falle tappen. Obwohl sie das Gleiche wollen, verhalten sich Mädchen und Jungen dann oft gänzlich unterschiedlich: Für Mädchen bedeutet es, abzunehmen, was zu Magersucht (Anorexie) oder Ess-Brech-Sucht (Bulimie) führen kann. Für Jungs kann es bedeuten zuzunehmen, was möglicherweise zu Muskelsucht (Adonis-Komplex bzw. Muskeldysmorphie) führt. In beiden Fällen ist das Verhältnis zu Sport und Ernährung gestört.

Ob es eine Störung ist, erkennst du ganz leicht an der zentralen Stellung im Alltag. Diese Stellung ist so dominant, dass sowohl Schule, Arbeit, Freund*innen als auch Familie in den Hintergrund treten. Wichtig ist nur noch eines: das eigene Idealbild.

Um dieses Ziel zu erreichen, wachsen sowohl Mädchen als auch Jungs über sich selbst hinaus. Die Influencerin Josi Maria (@josimariaxx) hat es in einem Interview auf dem YouTube Kanal *Leeroy will's wissen!* folgendermaßen beschrieben: „Als Magersüchtige sieht man die Stärke im Abnehmen.“ Damit sind wir gleich beim ersten Problem.

Katrin hat mehrfach in ihrem Leben gefastet, das erste Mal mit neunzehn Jahren. Ihr ist *eine* Wahrnehmung ganz besonders in Erinnerung: das unbeschreibliche Gefühl von Willensstärke. Aus einer solchen Fastenphase geht man mit einem stärkeren Willen hervor. Ganz ähnlich geht es Sportler*innen, die regelmäßig oder sogar mehrfach am Tag trainieren. Sie haben das Gefühl, ihren Körper im Griff zu haben.

Doch der Blick in den Spiegel enttäuscht: Die Muskeln sind nie perfekt und die Figur ist nie schlank genug. Bei Josi Maria ging es so weit, dass sie verhungert ist. Sie gehört damit zu den 10 % der Magersüchtigen, die ihre Erkrankung nicht überleben.

Neben dem Gefühl der eigenen Willensstärke ist vor allem die Anerkennung von anderen ein verstärkender Faktor. Doch wo kommt eigentlich dieser Drang her? Das erfährst du im nächsten Kapitel.

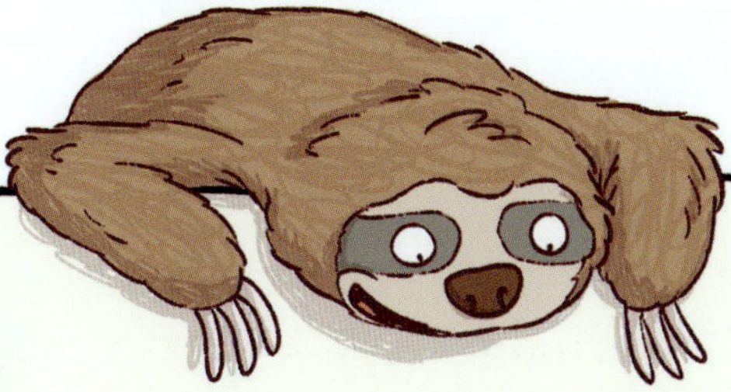

INFOKASTEN

Du bist toll, so wie du bist! Wenn du dennoch ohne viel Stress auf Fotos so aussehen möchtest wie die Stars, können dir die folgenden fünf Tricks der Profis helfen:

1. Mache Fotos immer auf nüchternen Magen und nachdem du auf der Toilette warst. Denn dann ist dein Bauch am flachsten.
2. Achte auf deine Körperhaltung und überprüfe sie im Spiegel.
3. Kein schöner Körper ohne schönes Licht! Du brauchst verschiedene Lichtquellen, experimentiere mit ihnen!
4. Benutze bei heller Haut Bräunungscreme (diese gibt es übrigens auch ohne bedenkliche Inhaltsstoffe).
5. Mache ein paar Kraftübungen, bis du schwitzt. Dann sind deine Muskeln schön durchblutet und sehen größer aus.

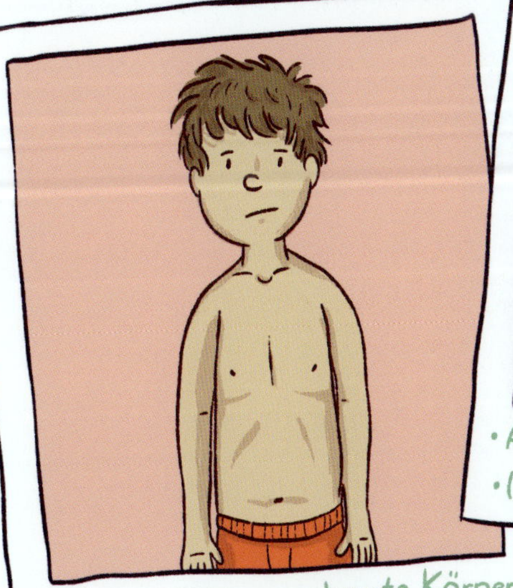

· Kaltes Licht · vorgebeugte Körperhaltung · voller Bauch

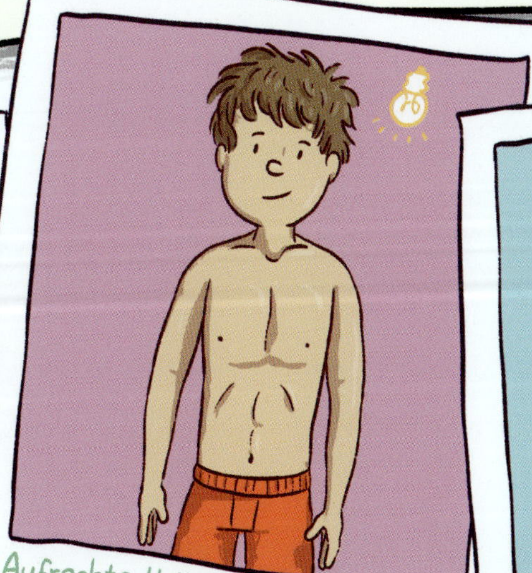

· Aufrechte Haltung · warmes Licht · leerer Bauch

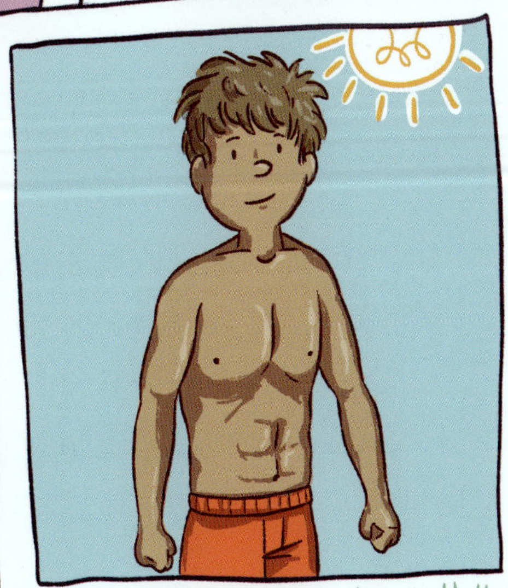

· Kontrastreiches Licht · optimale Haltung · Kraftübungen gemacht

SIND WIR ANERKENNUNGSJUNKIES?

Warum wir uns gern unterordnen

Jeder Mensch möchte gern gelobt werden. Das ist ganz normal! Wir wünschen uns alle die Anerkennung von anderen, denn das macht uns glücklich. Doch warum belohnt dich dein Körper mit guten Gefühlen, wenn du gelobt wirst? Es muss einen biologischen Grund dafür geben! Unser Körper produziert diese Gefühle schließlich, damit wir uns so verhalten, dass wir wieder Anerkennung und gute Gefühle bekommen.

Karsten hat viele Bücher über Tiere geschrieben. Dabei hat ihn vor allem eine Frage besonders interessiert: Was ist der Unterschied zwischen Menschen und Tieren? Tatsächlich hat er viele Jahre keinen Unterschied gefunden, denn es gibt keine **kognitive** Fähigkeit von uns Menschen, die wir nicht auch bei irgendeiner Tierart finden.

Doch dann gab es ein geniales Experiment an der Universität Leipzig. Professor Tomasello, ein **Anthropologe**, hatte sich einen Versuch ausgedacht, bei dem er Kindergartenkinder mit Schimpansenkindern verglich. Die Aufgabe war ganz einfach: Allen wurde beigebracht, wie sie eine kleine Süßigkeit aus einer verschlossenen Box herausbekommen. Danach wurde beobachtet, wie sie sich verhalten, wenn andere Kinder dabei sind.

Das Ergebnis war beeindruckend! Schimpansen-Kinder scherten sich nicht um andere Schimpansen-Kinder, sie liefen zu der kleinen Box, öffneten sie und naschten die Süßigkeit.

Menschenkinder verhielten sich ganz anders: Obwohl sie wussten, wie sie die Box öffnen können, taten sie es nicht. Erst wenn die anderen Kinder weg waren und sie sich unbeobachtet fühlten, öffneten sie die Box und stürzten sich auf die Nascherei. Wenn sie dies im Beisein der anderen getan hätten, wären diese neidisch gewesen und die anderen hätten sie womöglich sogar aus der Gruppe ausgeschlossen.

Menschen tun alles, um in ihrer Gruppe zu bleiben und in der Gruppe anerkannt zu sein. Je mehr Menschen uns anerkennen, desto besser, so sind wir programmiert.

Wir Menschen ordnen uns gern einer Gruppe unter.

Klar, es klingt ein wenig widersinnig. Vermutlich ordnest du dich nicht gern unter, Chef*in sein ist doch viel besser. Aber ganz so einfach ist das nicht, denn selbst ein*e Chef*in braucht die Anerkennung anderer, deshalb wird man ja Chef*in. Selbst die supercoolen, total unabhängigen und selbstbestimmten Influencer*innen sind nichts ohne ihre Follower*innen. Auch wir haben keine*n Chef*in, versuchen aber herauszufinden, was für unsere Leser*innen nützlich ist, und ordnen uns so unter.

Genau genommen gilt das für alle Berufe, sie alle haben einen Wert für die Gesellschaft. Die Anerkennung einer Gruppe ist der ultimative Treibstoff unserer menschlichen Gesellschaft.

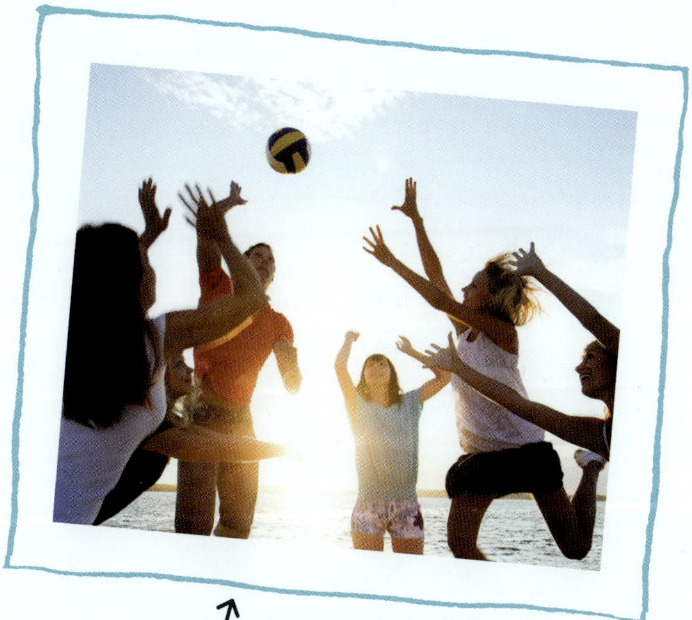

Auch unseren Freund*innen möchten wir mit dem, was wir tun, gefallen. Wie wäre es dann, einfach mit ihnen zusammen aktiv zu sein und sich so gegenseitig zu motivieren?

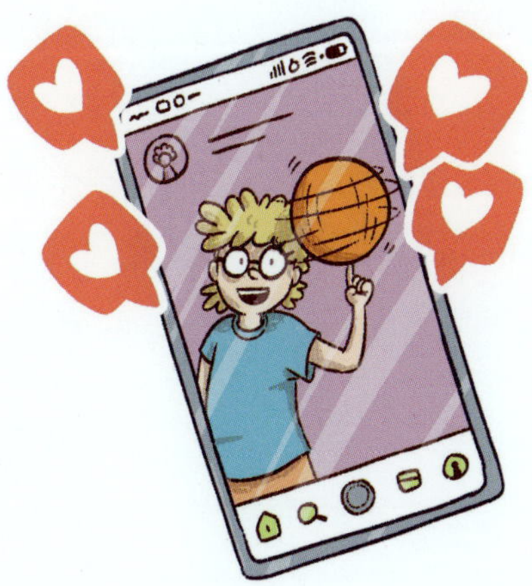

Im Alltag nehmen wir diesen Treibstoff als Bezahlung wahr: Den Wert, den ich für andere produziere, bekomme ich in Form von Geld. Das macht es aber unübersichtlich.

Mark Zuckerberg, der Erfinder von Facebook, ist so etwas wie der Vater der sozialen Netzwerke im Internet. Er verdient wirklich viel Geld. Doch wird er dafür von anderen wertgeschätzt? Er gilt als unsympathischer Reicher. Doch das, was er getan hat, ist von großem Wert für viele Menschen, denn sonst wäre nicht die halbe Menschheit seine Kundschaft.

Das Experiment mit den Kindergarten- und Schimpansenkindern erklärt nicht nur, warum wir die Anerkennung und das Lob von anderen so schätzen und warum uns unser Körper dafür mit guten Gefühlen belohnt. Tatsächlich vermuten einige Forscher*innen, dass diese kleine, genetisch bedingte Verhaltensweise der Grund für den Erfolg der menschlichen Art ist. Weil sich alle der Gemeinschaft unterordnen, wurde die Gruppe stärker. Wir konnten uns ausgeklügelte Jagdtechniken ausdenken und immer komplexere Aufgaben lösen.

Auf Grundlage dieser Zusammenarbeit ist unsere Kultur entstanden, später die Sprache, unsere Schrift und das erste Handy. Ein kleines Unterprogramm in unserem Verhalten, das uns von Schimpansen unterscheidet, könnte somit für die Entstehung der Menschheit verantwortlich sein. Schon verrückt!

Doch dieses irrsinnig wichtige kleine genetische Programm in Kombination mit dem Wunsch, uns zu vergleichen, wird in unseren modernen sozialen Netzwerken zum Problem: In der Internetwelt vergleichen wir uns mit allen und wollen auch allen gefallen. Berufe wie Schauspieler*in oder Model, Politiker*in oder Manager*in, Profi-Sportler*in oder Influencer*in stehen bei vielen auf der Wunschliste ganz oben. So viel ist möglich und doch irgendwie unerreichbar.

Kein Wunder, dass sich manche Menschen auf sich selbst und den eigenen Körper konzentrieren, damit wenigstens dieser dem Idealbild nahekommt. Klar: Jungs mit Muskeln und Mädchen, die schlank sind, kommen gut an und das macht selbstbewusst. Aber beides reicht nicht, um wirklich zufrieden zu sein. Dazu braucht es mehr und dieses Mehr braucht eben auch Zeit. Wer in die Falle tappt und Standardtätigkeiten wie die Ernährung und Sport in den Mittelpunkt stellt, verpasst den Rest des Lebens.

Das geht so weit, dass sich durch das eigene Verhalten das Gehirn verändert: Forscher*innen konnten zeigen, dass sich bestimmte Gehirnbereiche sogar zurückbilden (siehe Infokasten EBA). Die Selbsteinschätzung bei der Betrachtung des eigenen Körpers gerät dann aus den Fugen. Und egal, wie perfekt man ist, der geschrumpfte Gehirnbereich meldet nicht, dass es reicht.

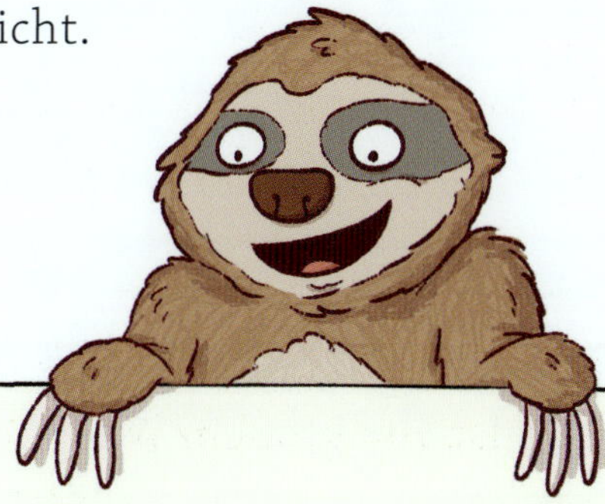

INFOKASTEN

Die EBA (Extrastriate Body Area) ist ein Bereich in deinem Gehirn, der dafür verantwortlich ist, deinen eigenen Körper einzuschätzen. Er gehört mit zu dem Gehirnbereich, der zum Beispiel die **Mimik** von anderen Personen einschätzt. Bei Menschen mit Magersucht ist dieser Bereich verkleinert und wenig aktiv.

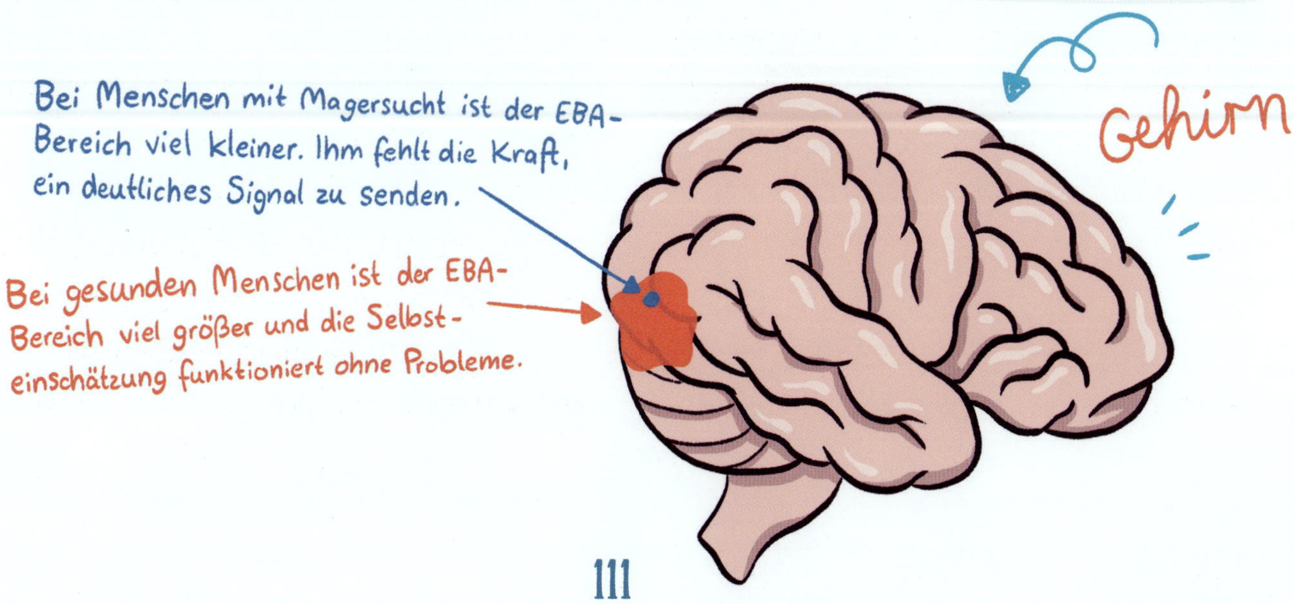

ES IST NICHT ALLES GOLD, WAS GLÄNZT!

Die dunkle Seite der Macht

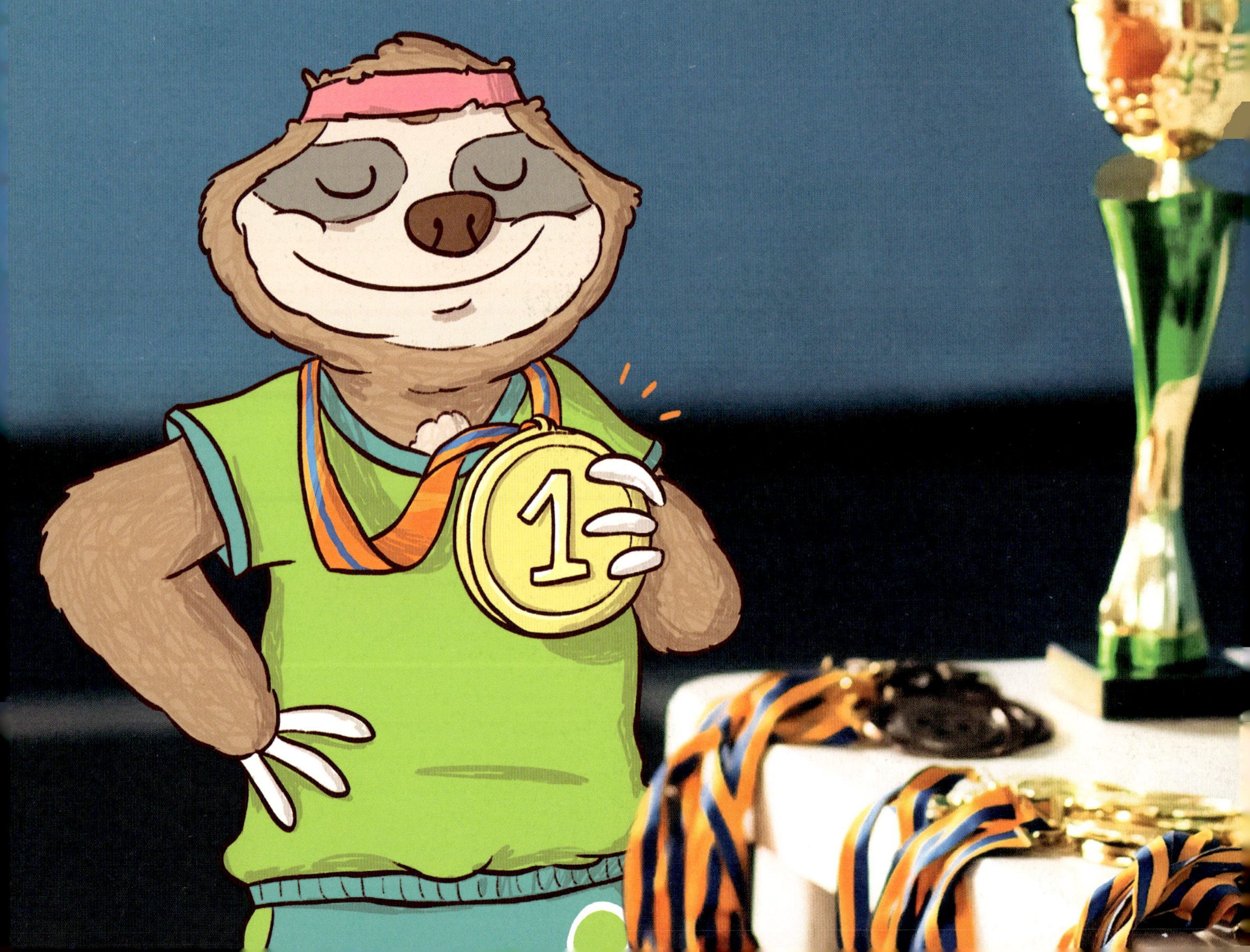

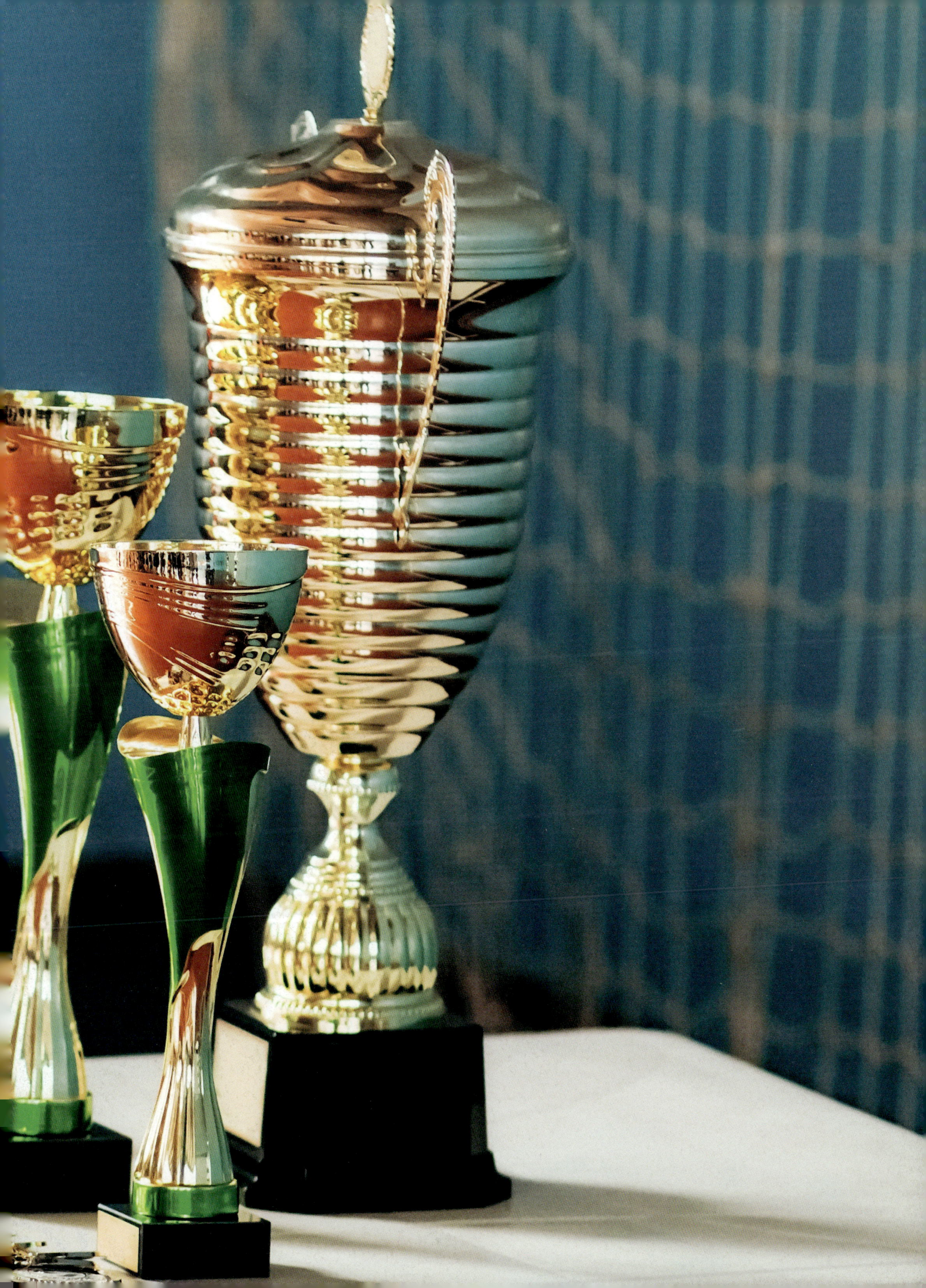

WERBUNG

Werbung im Sport oder Sport in der Werbung?

Sport, den wir uns übers Internet oder im Fernsehen ansehen, ist ohne Werbung nicht denkbar. Schließlich werden die großen Sportveranstaltungen zum größten Teil durch Werbung finanziert.

Werbung ist übrigens viel älter, als die meisten glauben: Die ersten Hinweise auf Werbung glauben Forscher*innen in Indien gefunden zu haben. Es sind 6.000 Jahre alte Steinmalereien.

Früher hieß Werbung in Deutschland Reklame. Der Begriff geht auf das lateinische Wort „reclamare“ zurück und das bedeutet so viel wie „ausrufen“. Gemeint sind damit die Marktschreier*innen aus dem Mittelalter.

Man könnte fast sagen: Werbung zu machen ist ein Menschenrecht. Wer arbeitet, muss die Möglichkeit haben, seine Arbeit darzustellen.

Ob man es nun schön findet, dass Sportler*innen, Trainer*innen und Schiedsrichter*innen wie Werbeplakate rumlaufen oder nicht, ist Geschmackssache. Niemand wird dazu gezwungen, im Gegenteil, viele Sportler*innen wünschen es.

Zu Recht kritisieren **Olympionik*innen**, dass das Internationale Olympische Komitee die Spiele kommerzialisiert und Werbeeinnahmen bezieht, selbiges den Sportler*innen aber mit der Regel 50 verbietet. Laut Regel 50 dürfen Sportler*innen, die an der Olympiade teilnehmen, keine Werbung am Körper tragen.

Auch wenn die Einnahmen zwischen den Sportfachverbänden aufgeteilt werden und beispielsweise in Programme wie „Olympic Solidarity“ fließen, das Sportler*innen aus Schwellenländern hilft, an den Olympischen Spielen teilzunehmen, finden wir, dass Sportler*innen das Recht haben sollten, ihren Körper als Werbetafel zu verkaufen. Letztlich leben die Spiele allein von ihnen.

Doch wann ist es genug? Viele Sportfans schimpfen darüber, dass bei Übertragungen nicht der Sport mit Werbung unterbrochen wird, sondern die Werbung mit Sport.

Sollte vielleicht nur Werbung mit sportlichem Bezug erlaubt sein? Darüber wird viel diskutiert. Und die Lösungen sind nicht immer nachvollziehbar: Zigarettenwerbung wurde inzwischen verboten, doch für Alkohol darf noch immer Werbung gemacht werden. Dabei weiß doch jedes Kind, dass es keinen gesunden Alkohol gibt. Oder nehmen wir das Beispiel Softdrinks: Dafür darf Werbung gemacht werden, obwohl das Bundesinstitut für Risikobewertung (BfR) von mehr als zwei Dosen pro Tag abrät, weil Softdrinks ungesund sind. Also: Lass dich von Werbung nicht beeinflussen!

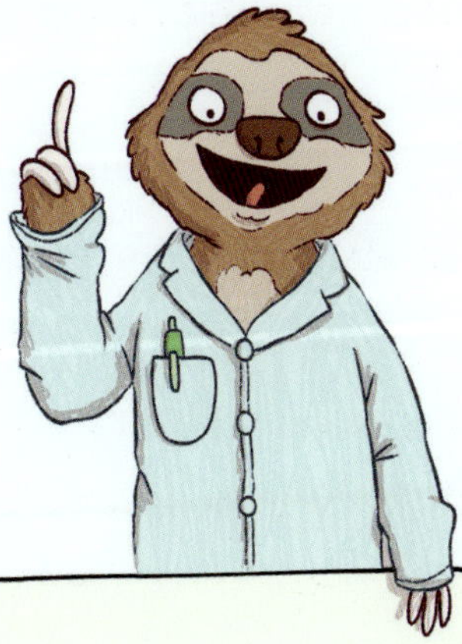

INFOKASTEN

Das Bundesinstitut für Risikobewertung (BfR) ist dem Bundesministerium für Ernährung und Landwirtschaft (BMEL) zugeordnet und kümmert sich um Lebensmittelsicherheit, Produktsicherheit, gesundheitlichen Verbraucherschutz und Tierschutz. Es kann keine Regeln aufstellen, aber es berät die Regierung.

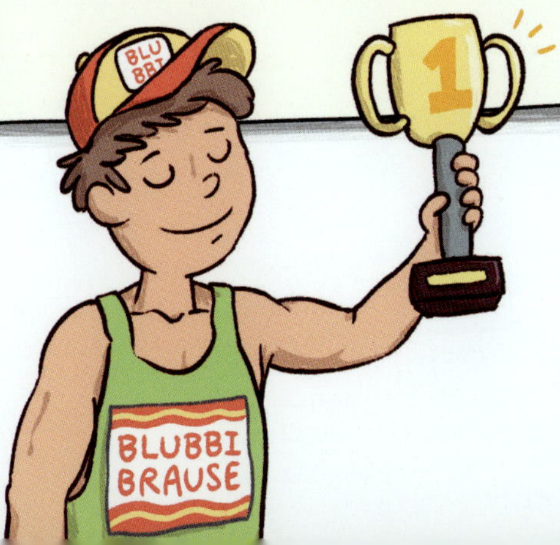

Nimm dich aber in Acht vor Schleichwerbung. Das ist Werbung, die sich in dein Gedächtnis einschleicht und die du nicht als Werbung wahrnimmst. Hier ein paar Beispiele für Schleichwerbung: ein deutlich eingeblendeter Mercedesstern in einem Hollywood-Film, eine Cola-Flasche auf dem Tisch einer Pressekonferenz oder Nike- oder Adidas-Logos auf den Trikots der Fußballnationalmannschaften.

Als Zuschauer*in könnte man meinen, dass die Profis Adidas oder Nike tragen und Cola trinken, weil es gesund ist bzw. eine super Qualität hat – das Beste für die Besten. Die Folge: Wir kaufen Cola und Co. Damit tun wir uns sowie unserer Umwelt aber meist nichts Gutes. Schleichwerbung ist also eigentlich eine ziemlich hinterhältige Sache. Und erst dadurch werden die astronomisch hohen Gehälter der Fußballspieler möglich.

Nur zum Vergleich, damit du eine bessere Vorstellung von den Zahlen hast: Deutschland fördert den Spitzensport mit ungefähr 300 Millionen Euro pro Jahr. Manche halten das für viel zu wenig, andere für viel zu viel. Denn das Geld stammt von den Steuern, die alle arbeitenden Menschen an den Staat bezahlen. Doch nicht alle davon interessieren sich für Sport und sehen ein, dass Spitzensportler*innen vom Staat gefördert werden sollten.

Wie auch immer, diese 300 Millionen Euro entsprechen ungefähr den gemeinsamen Einnahmen der drei am besten bezahlten Fußballspieler der Welt. Drei Personen bekommen also so viel, wie alle anderen Spitzensportler*innen in Deutschland zusammen. Sind sie deswegen die besseren Sportler? Wie fühlt sich das für all die anderen an, die genauso hart trainieren?

An dieser Ungerechtigkeit sind aber nicht die Firmen schuld, sondern alle, die lieber Fußball als andere Sportarten sehen. Den Firmen ist das völlig egal, sie würden auch Wettbewerbe im Häkeln unterstützen, wenn es genügend Zuschauer*innen gäbe.

Leider wird bei dieser Art von Werbung auch die positive Grundidee völlig verkehrt: Werbung sollte den unbekannten Firmen dazu dienen, bekannt zu werden. Große Firmen sollten die Werbung gar nicht nötig haben, denn alle kennen sie bereits und die Qualität ihrer Produkte sollte für sich sprechen. In unseren Augen ist eine große Firma, die für sich Werbung macht, eine Firma, deren Produkte offenkundig nicht überzeugen. Solche Firmen meiden wir grundsätzlich, denn vermutlich stecken sie ihr Geld lieber in Werbung als in gute Produkte.

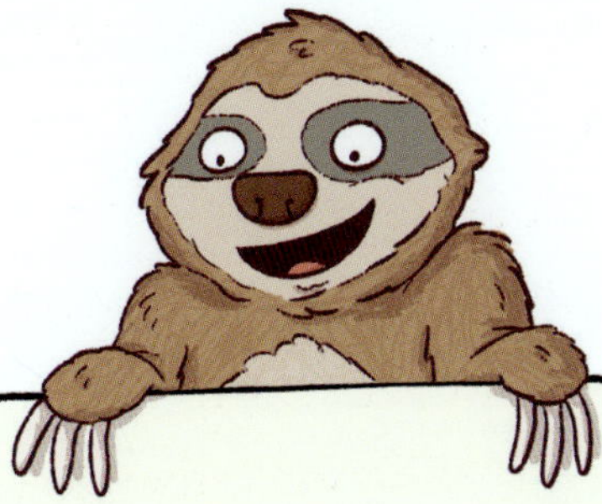

INFOKASTEN

Adidas ist nach Nike der zweitgrößte Sportartikelhersteller der Welt. Gegründet wurde die Firma vor ungefähr 100 Jahren von den Brüdern Adolf und Rudolf Dassler in Herzogenaurach. Beide Brüder waren sehr unterschiedlich und zerstritten sich. Rudolf Dassler war eher Geschäftsmann und gründete 1948 die Firma Puma. Adolf Dassler war der Handwerker (die Stollen an Fußballschuhen waren seine Idee) und führte die Firma Adidas weiter. Ihre Lebensgeschichte wurde sogar verfilmt: *Duell der Brüder – Die Geschichte von Adidas und Puma*. Egal ob Adidas, Puma oder Nike: Heute gilt keine dieser Firmen als nachhaltig und es wird allgemein akzeptiert, dass ein Laufschuh nach einem Jahr Müll ist. Das geht auch anders. Suche im Internet doch mal nach den Begriffen „Sportschuhe Nachhaltigkeit“.

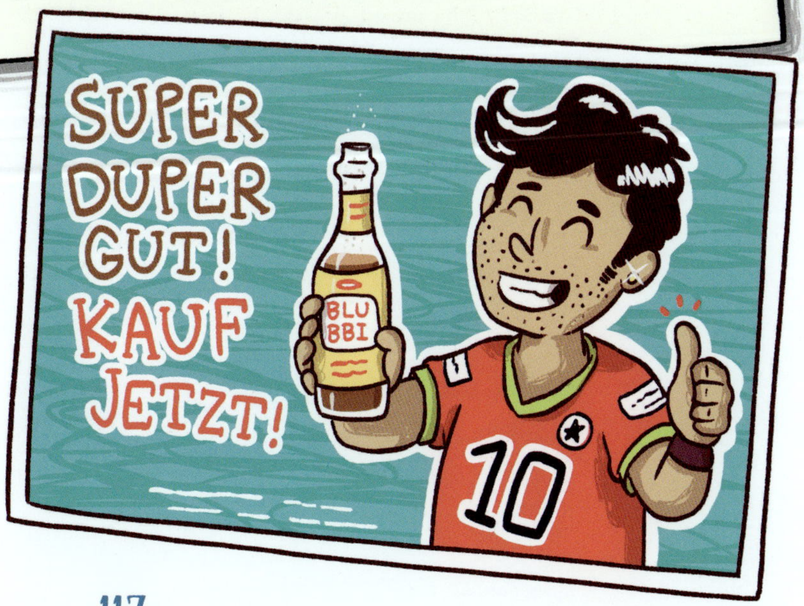

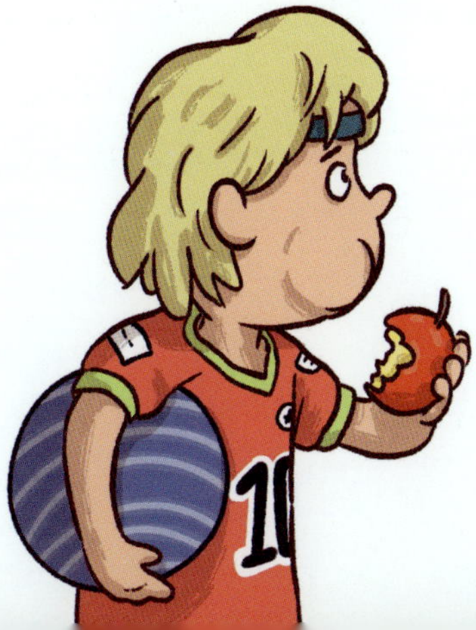

SPORT MIT TIEREN

Tiere sind keine Sportgeräte!

Die meisten Menschen sind tierlieb und so liegt es nahe, mit Tieren auch gemeinsam Sport zu machen. Ein Hund, der gesund und nicht zu alt ist, kann ohne Probleme mit dir laufen gehen und ihr werdet garantiert beide viel Freude daran haben. Doch denk immer daran: **Tiere sind keine Sportgeräte!**

Bei den Olympischen Spielen in Tokio (2021) schrie die Bundestrainerin Kim Raisner ihrer Sportlerin Annika Schleu zu: „Hau mal richtig drauf!" Das, worauf die Spitzensportlerin mal richtig draufhauen sollte, war ein Pferd. Es tat nämlich nicht das, was es sollte, und stand somit der Goldmedaille für Deutschland im Wege. Die Sportlerin folgte der Aufforderung ihrer Trainerin und schlug mit ihrer Gerte zu. Es nützte nichts und so belegte Deutschland den vorletzten Platz.

Was war passiert? Beim sogenannten Fünfkampf, einer sehr vielseitigen Disziplin der Olympischen Spiele, die noch aus der Gründerzeit stammt, müssen die Sportler*innen fünf verschiedene Disziplinen meistern: Pistolenschießen, Degenfechten, Schwimmen, Querfeldeinlauf und Springreiten. Bei den ersten vier sind die Sportler*innen ausschließlich auf sich selbst gestellt. Doch bei der Disziplin Springreiten müssen sie mit einem zugelosten Pferd klarkommen. Sie haben dann zwanzig Minuten Zeit, um das Pferd kennenzulernen, und sollen danach mit ihm gemeinsam eine olympische Leistung vollbringen.

Wenn du zu den Pferdefans gehörst und vielleicht sogar selbst reitest, weißt du, dass ein Pferd kein Fahrrad ist, auf das man einfach aufsteigt, in die Pedale tritt und schon geht es los, wohin du willst. Auch ohne

Reiterfahrung ist dir der Unterschied zwischen einem Pferd und einem Fahrrad klar: Ein Pferd ist ein Lebewesen.

Pferde sind sehr sensibel und brauchen viele Tage bis Wochen, um sich an eine*n neue*n Reiter*in zu gewöhnen. Warum tut man den Tieren also solch einen Stress an und verlangt, dass sie wie ein gut geöltes Fahrrad funktionieren?

Damit du dir selbst eine Meinung bilden kannst, schau dir doch mal das Video auf YouTube an. Suche dort nach Annika Schleu. Vielleicht wirst du überrascht sein, wie wenig dramatisch die Szenen sind und vielleicht wunderst du dich darüber, dass anschließend diese Disziplin aus den Olympischen Spielen verbannt wurde.

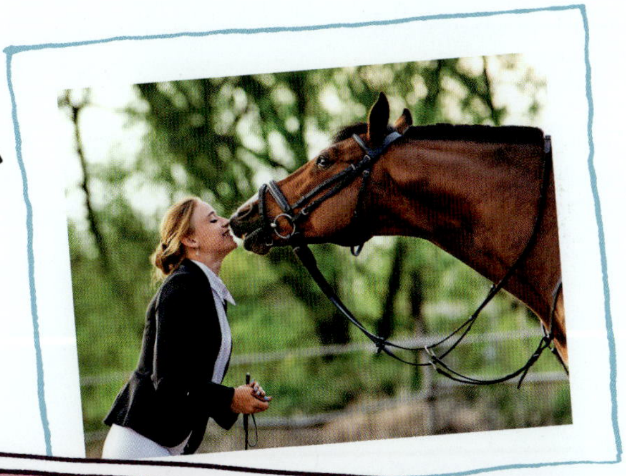

Zwischen Reiter*in und Pferd kann über die Jahre eine tiefe Verbindung entstehen. Diese kann man nicht in ein paar Minuten herstellen.

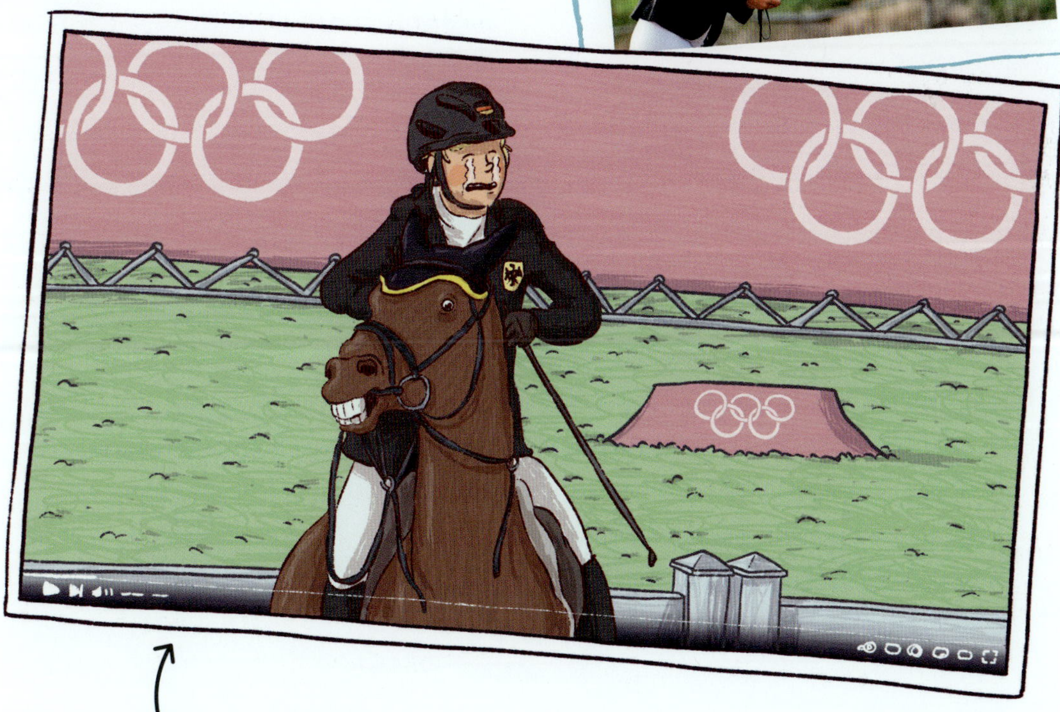

Ist so etwas Tierquälerei?

Um das besser zu verstehen, musst du den folgenden Hintergrund kennen: Auch in späteren Interviews zeigte die Fünfkämpferin kaum Einsicht für ihr Fehlverhalten. Sie machte den Eindruck, als hielte sie das, was Millionen von Zuschauer*innen auf der ganzen Welt am Fernseher erlebten, für ganz normal. Auch die Tatsache, dass ihre Trainerin vor laufender Kamera selbst mit der Faust auf das Tier schlug, zeigt, dass beide dieses Verhalten für so selbstverständlich halten, dass sie es mit der Öffentlichkeit teilten.

Damit nicht auch der restliche Pferdesport und die Spiele selbst in Verruf gerieten, distanzierten sich die Verbände sehr schnell und lautstark von dem Geschehen. Sie taten so, als wäre das ein schlimmer Ausrutscher und hätte mit dem allgemeinen Pferdesport nichts zu tun.

Doch was ist nun richtig und was ist falsch? In unseren Augen zählt einzig und allein das, was wir sehen. Und solange da noch eine Peitsche in der Hand der Sportler*innen und eine Trense im Mund der Tiere ist, sehen wir Gewalt gegen Tiere in diesem Sport.

Schon die Tatsache, dass man gar nicht genau sagen kann, ob ein Pferd nun ein Haustier oder ein Nutztier ist, macht das Problem deutlich. Wenn dich Reiten interessiert, gilt wie immer die goldene Regel: Vergleiche die entsprechende Sportart mit dem natürlichen Verhalten des Tieres und verlange ihm nichts ab, was unnatürlich ist.

Überprüfe auch die Haltungsbedingungen und deinen Umgang mit dem Pferd. Reiter*innen, die ein gutes und vertrauensvolles Verhältnis zu ihrem Pferd haben, können ohne Probleme auf eine Trense (siehe Infokasten) verzichten.

Wenn Pferde als Gruppe in einem Offenstall direkt an der Koppel gehalten werden, können sie noch viel von ihrem normalen Verhalten zeigen. Unter diesen Bedingungen könnte man auch erwägen, die Hufe nicht zu beschlagen, denn Hufeisen brauchen die Pferde nur auf der Straße oder in Ställen mit Steinboden.

Denke auch daran, dass jeder Kompromiss immer zulasten der Pferde geht, und frage dich, ob du das irgendwie wiedergutmachen kannst.

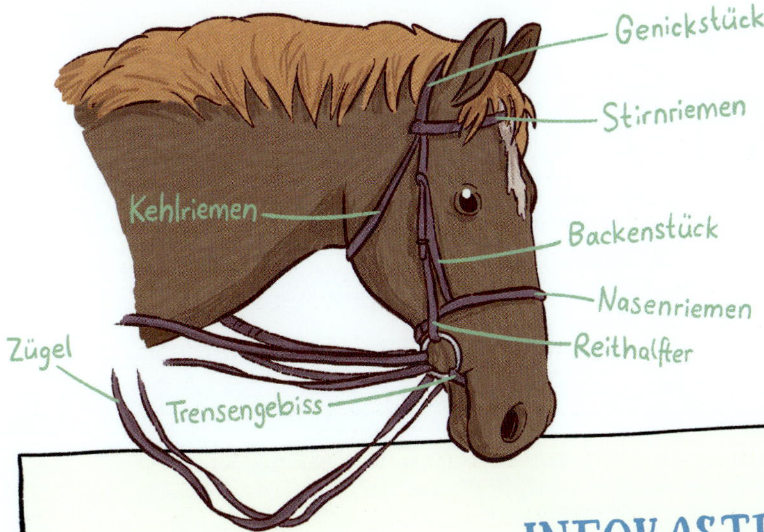

Mit dem Zaumzeug werden Pferde geführt und gelenkt.

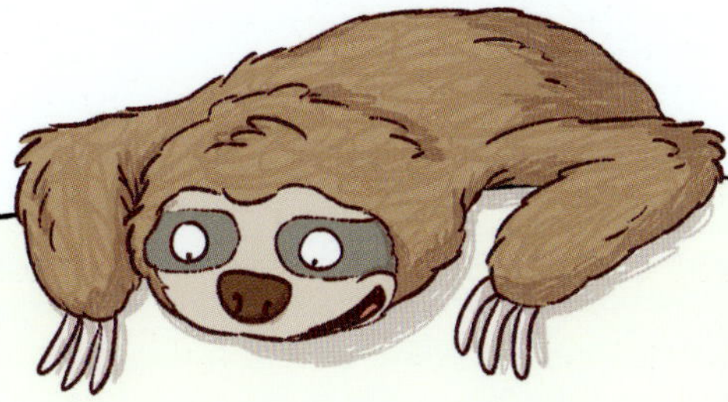

INFOKASTEN

Als Trense bezeichnet man eine Stange beim Zaumzeug von Pferden. Ohne große Kraftanstrengung des Reiters kann ein gewisser Schmerz erzeugt werden, der das Pferd folgsam macht. Die Pferde haben sich daran gewöhnt, dass dies wehtut, und sie reagieren möglichst schnell auf diesen Reiz. Die Reiter haben dann das Gefühl, dass die Pferde gut auf sie hören. Wenn du dich für das Thema interessierst, suche im Internet nach „gebissloses Reiten“.

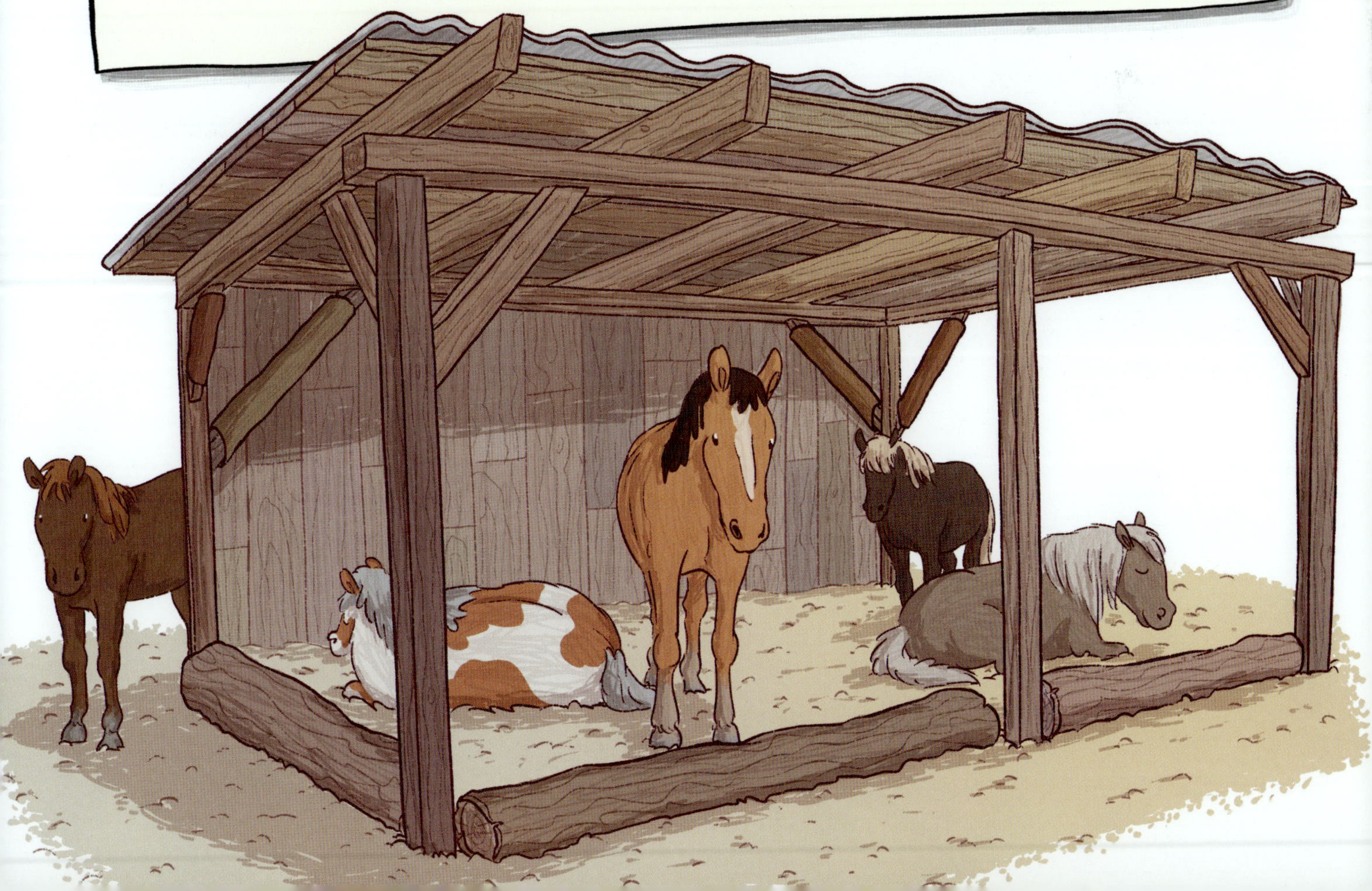

SPORT MIT MASCHINEN

Wer macht hier den Job?

Eine von Karstens schönsten Erinnerungen ist sein erstes Mal Wasserskifahren. Es hatte ihn mehrere Versuche gekostet, doch irgendwann hatte er es geschafft, das Gleichgewicht zu halten, und er glitt fast von selbst über die Wasserfläche. Es fühlte sich unglaublich gut an.

Dieses Gefühl kam aber nie wieder. Es war das typische Gefühl, das man hat, wenn man etwas zum ersten Mal hinbekommt. Was blieb, war die Faszination, die eigene Geschicklichkeit mit der Kraft einer Maschine zu kombinieren. Einen ähnlichen Effekt gibt es auch beim Abfahrtskifahren oder Fallschirmspringen. Auch wenn es dabei keine Maschine gibt, die uns zieht oder schiebt – eine Maschine hat uns nach oben gebracht und wir nutzen die **potenzielle Energie**, die unser Körper aufgenommen hat.

Noch direkter ist das Gefühl beim Motorsport: Egal, ob man auf einem Motorrad oder in einem Rennwagen sitzt, der Motor des Fahrzeugs wird „Teil des eigenen Körpers“ und verstärkt die eigenen Reaktionen um ein Vielfaches. Wenn ein Pferd etwa siebenmal stärker als ein Mensch ist, dann versuche dir mal vorzustellen, wie stark ein Formel-1-Wagen mit 1.000 Pferdestärken (PS) ist.

Ein Kampfjet hat über 70.000 PS und wird genauso wie ein Formel-1-Wagen von einem Piloten gesteuert. Michael Schumacher, der sechsfache Formel-1-Weltmeister, ist einmal mit einem Ferrari gegen einen Kampfjet angetreten. Bis zu einer Distanz von 600 Metern hatte er die Nase vorn, doch danach hatte er keine Chance gegen eine Maschine, die einen Kilometer in einer Sekunde fliegt (über 3.500 Kilometer in der Stunde).

Doch die Welt ändert sich und wir begrüßen das aus vollem Herzen. Der Motorsport steckt, wie der Rest unseres Planeten, in einer Klimakrise. Energie nur aus Spaß zu verschwenden ist einfach nicht mehr zeitgemäß und Sport kann man ganz sicher auch ohne Motor betreiben.

Seit 2014 gibt es die FIA-Formel-E-Weltmeisterschaft. Dabei rasen Elektrorennwagen um die Wette. Auch eFoils sind eine tolle Neuerung. Dabei schwebt man beim Surfen durch den elektrischen Antrieb über der Wasseroberfläche. Wer weiß, vielleicht will bald keiner mehr mit den lauten und stinkenden Jetskis rumdüsen.

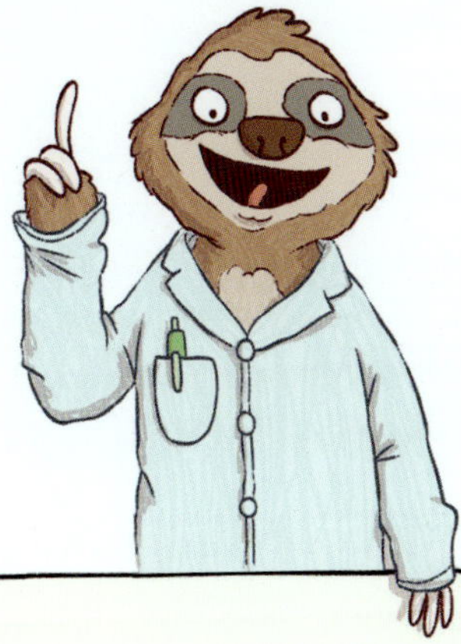

INFOKASTEN

Als Pferdestärke (PS) wird die Dauerleistung eines Pferdes angesehen, kurzzeitig kann ein Pferd aber auch über zwanzig PS erreichen. Wir Menschen haben ca. 0,14 PS, können aber kurzzeitig durchaus auch ein PS erreichen. Eigentlich ist PS veraltet, offiziell werden alle Werte in Kilowatt (kW) angegeben: 1 PS = 0,746 kW. Das ist ungefähr so viel, wie ein Küchenmixer hat.

Ist Motorsport eigentlich Sport?

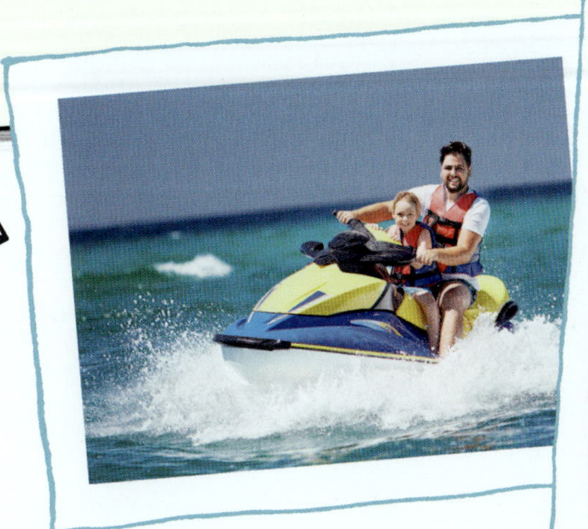

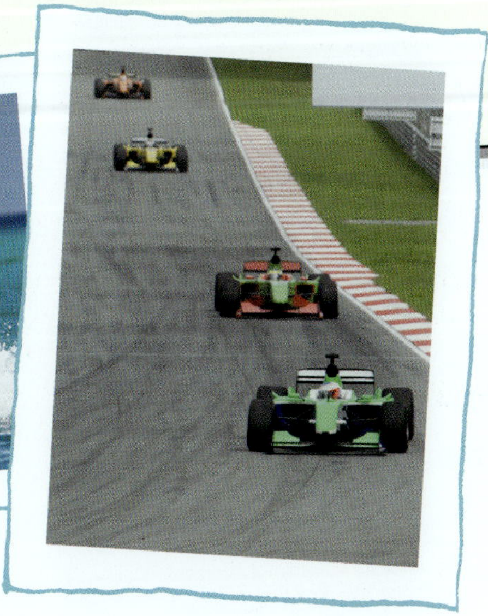

WENN MAN'S ÜBERTREIBT

Zu viel ist auch nicht gut

Tatsächlich kann man es mit Sport auch übertreiben. Das ist nicht zu unterschätzen! Man spricht dann häufig von einem Übertrainingssyndrom.

Zweifellos hat Sport Einfluss auf deinen Körper, doch dies ist kein einseitiger Prozess, denn dein Körper hat auch Einfluss auf deine Persönlichkeit und wie du Entscheidungen triffst. In einer Studie konnte gezeigt werden, dass ein bestimmter Bereich des Gehirns bei übertrainierten Personen erstaunlich wenig aktiv war. Es handelt sich um den sogenannten lateralen präfrontalen Kortex (siehe Infokasten auf der rechten Seite). Der ist normalerweise sehr aktiv, wenn wir uns auf unsere Intuition oder unser Gefühl verlassen müssen. Die übertrainierten Teilnehmer*innen in der Studie zeigten eine höhere Risikobereitschaft.

Eine ähnliche Reaktion beobachtet man auch bei Menschen, die überarbeitet sind. Sie haben ihren kühlen Kopf verloren und entscheiden aus dem Bauch heraus, ohne viel darüber nachzudenken. Das ist natürlich keine Krankheit, aber es ist gut zu wissen, dass Training nicht nur den Körper, sondern auch die Persönlichkeit verändert. Meist ist dies von Vorteil, solange du es mit dem Sport nicht übertreibst.

Sport kann sogar abhängig machen. Das ist ähnlich wie bei einer Kauf- oder einer Spielsucht. Doch ab wann ist man süchtig? Das ist manchmal gar nicht so leicht herauszufinden. Grundsätzlich gilt: Wer nicht süchtig ist, kann jederzeit mit etwas aufhören, wer süchtig ist, kann das nicht.

Mit dem Sport ist es etwas komplizierter. Forscher*innen haben Schwierigkeiten,

Teilnehmer*innen für Studien zu gewinnen, wenn es darum geht, eine Zeit lang keinen Sport zu machen. Der Grund dafür ist einfach: Niemand möchte mit etwas, das gesund ist und Spaß macht, aufhören, nur um an einer Studie teilzunehmen oder um herauszufinden, ob man abhängig ist oder nicht.

Es gibt aber Momente, wo Sport vermieden werden sollte: beispielsweise bei einer Erkältung, Muskelkater oder wenn schon Blasen an den Füßen sind. Jeder normale Mensch würde in diesen Fällen eine Pause machen. Sportabhängige hingegen hätten Schwierigkeiten, aufzuhören. Sie können an nichts anderes mehr denken als an ihren Sport.

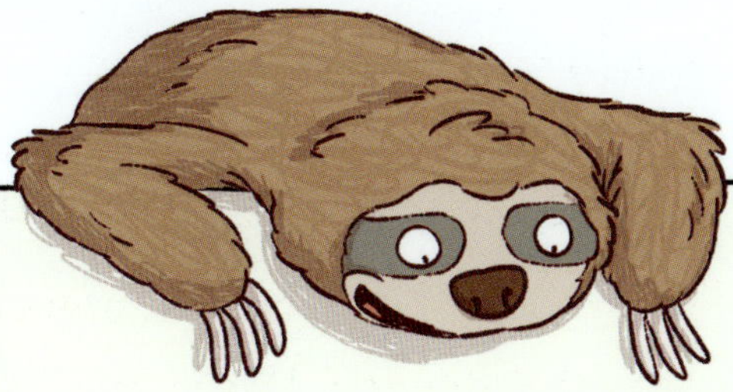

INFOKASTEN

„Lateraler präfrontaler Kortex“ ist eine Ortsangabe. Mediziner*innen können so beschreiben, wo etwas im menschlichen Körper ist. „Lateral“ heißt „seitlich“, „prä“ bedeutet „vor“ oder „vorangestellt“, „frontal“ heißt „nach vorne“ oder „zur Stirn gerichtet“ und „Kortex“ bedeutet „Rinde“, in diesem Fall die Gehirnrinde. Man könnte also sagen: seitliche, besonders weit vorn gelegene Gehirnrinde – ja, Mediziner*innen haben es auch nicht leicht.

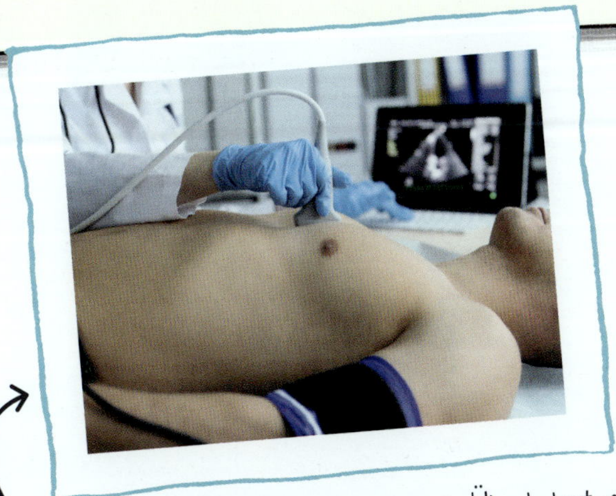

Immer wieder leiden Sportler durch Überbelastung unter einer Herzmuskelentzündung, die schnell lebensgefährlich werden kann.

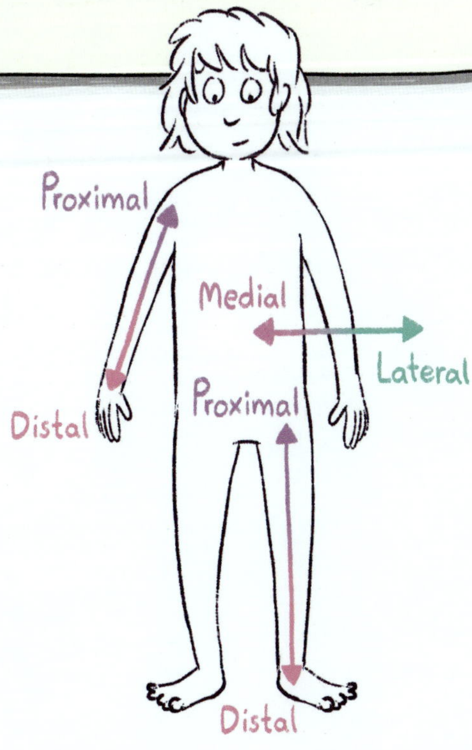

BIOHACKS

Seit Millionen von Jahren wird an der Konstruktion deines Körpers gearbeitet

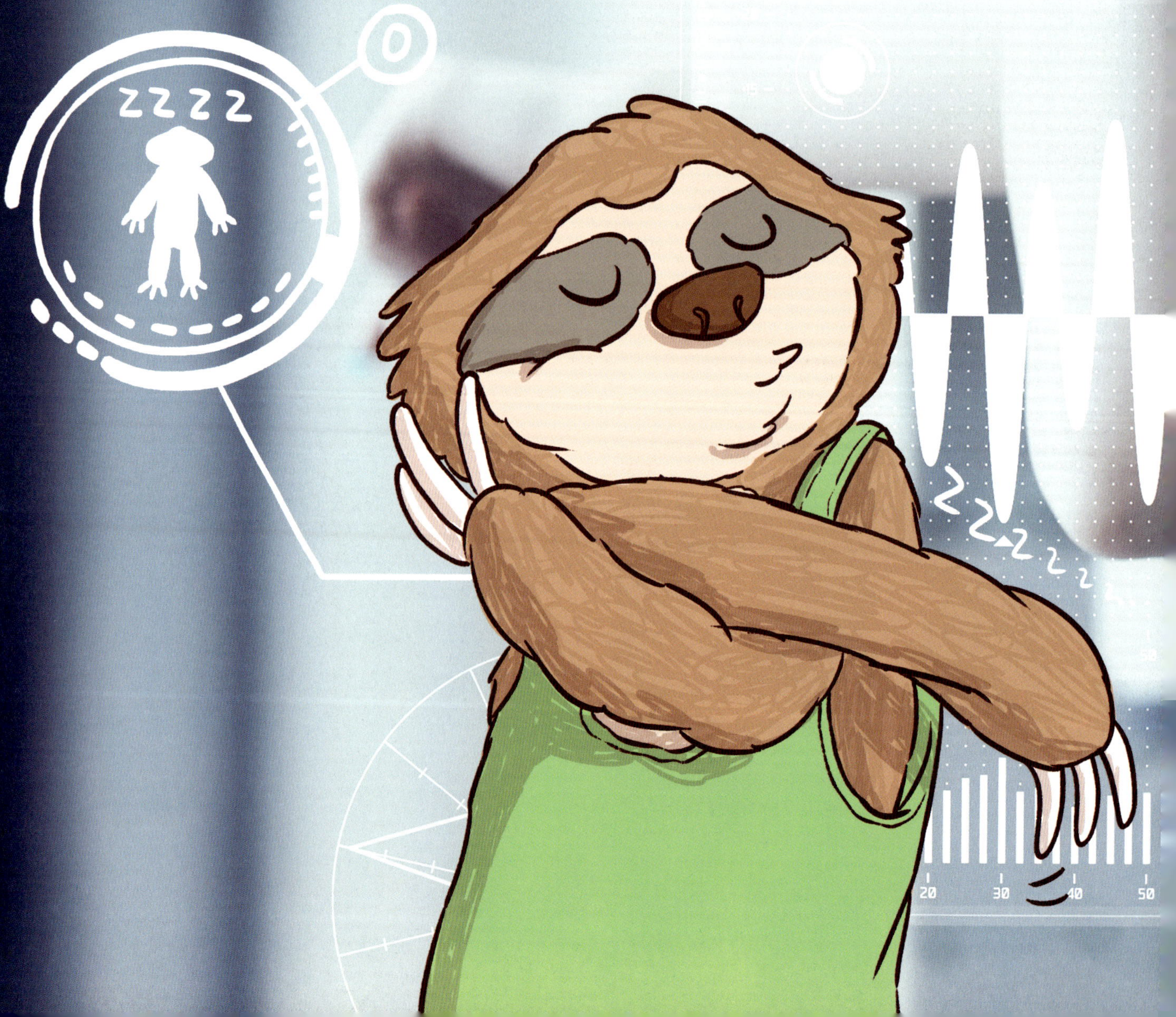

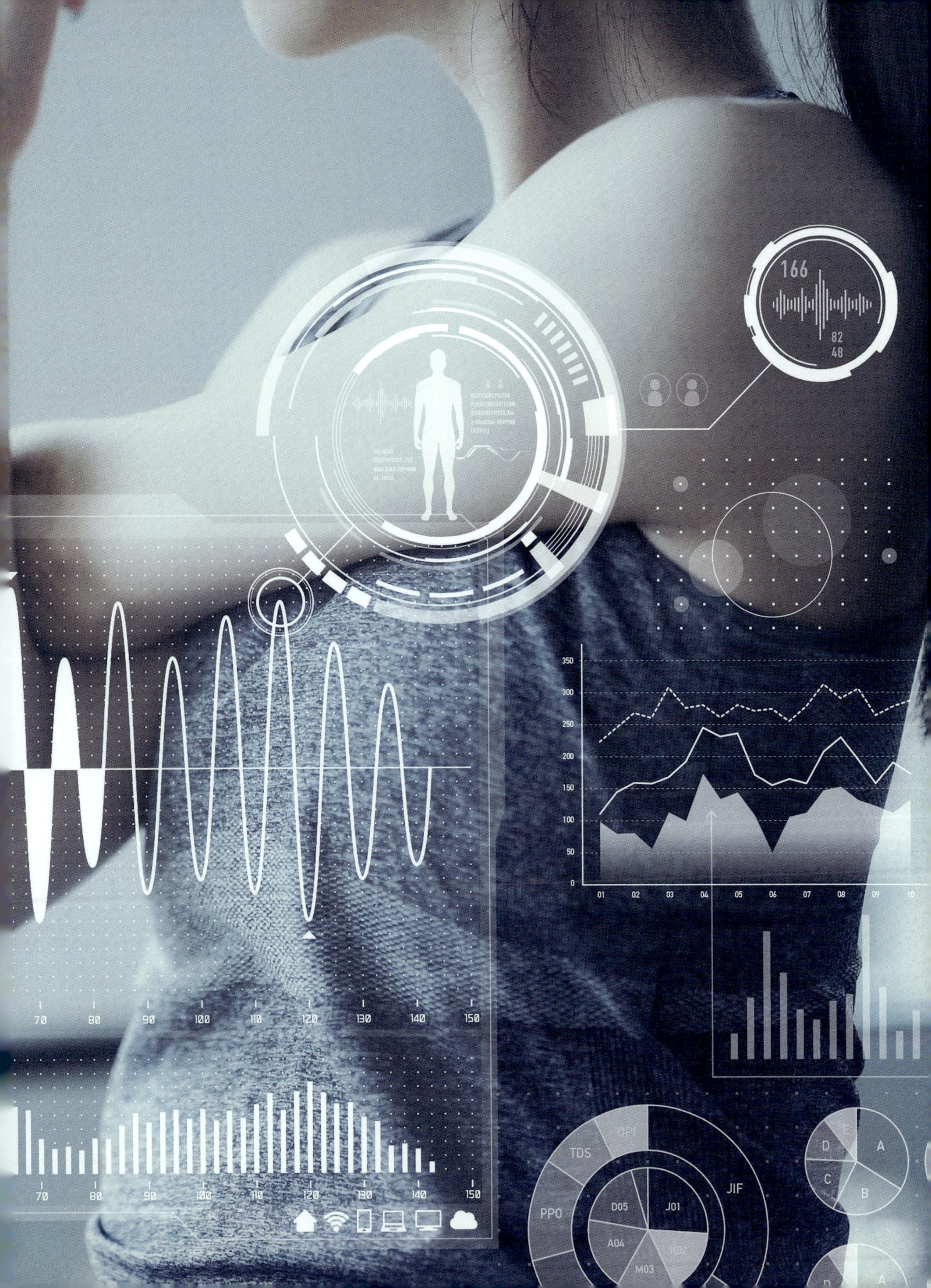
166
82
48
350
300
250
200
150
100
50
0
01
02
03
04
05
06
07
08
09
10
70
80
90
100
110
120
130
140
150
70
80
90
100
110
120
130
140
150
OPI
TDS
JIF
PPO
D05
J01
A04
K02
M03
A
B
C
D
E

POSITIVE SCHÄDEN

Was dich nicht umbringt, macht dich stark!

Biohacks ist ein Modewort aus der Welt der Erwachsenen. Du hast sicher schon mal von einem*einer Hacker*in gehört: Das ist jemand, der*die sich in einen Computer einhackt und ihn dann fernsteuert. So auch hier: Biohacker*innen hacken sich in den eigenen Körper ein und nutzen Tricks, um ihn zu optimieren. Dabei wünschen sie sich, was sich alle wünschen: gesünder und glücklicher leben und fit sein. Dazu nutzen sie die Erkenntnisse der aktuellen Wissenschaft.

Genau genommen ist das aber gar nicht so neu, wie es klingt, denn meist sind es uralte Tricks, die die Menschen schon seit unzähligen Jahren anwenden. Der Unterschied besteht aber darin, dass wir heute die Mechanismen, die dahinterstecken, besser verstanden haben. Komm mit uns auf eine spannende Reise!

Eines musst du aber noch wissen, bevor wir so richtig loslegen: Die hier vorgestellten Tricks sind keine Empfehlung für dich! Ob diese Dinge auf lange Sicht für dich gut sind, musst du selbst herausfinden. Wir möchten dich nur anregen, ein bisschen zu experimentieren, denn auch diese Experimente helfen deinem Körper, sich zu entwickeln. Die Reize, die du setzt, sind für ihn Signale, sich an vielschichtige Herausforderungen anzupassen.

Der vielleicht wichtigste Begriff bei der Selbstoptimierung ist Hormesis (siehe Infokasten auf der rechten Seite). Dabei sorgt eine kleine Schädigung für eine positive Wirkung. Nehmen wir als Beispiel den Muskelaufbau: Wenn du hart trainierst und deine Muskeln bis zum Äußersten forderst, werden sie irgendwann versagen, du kannst nicht mehr.

Deine Muskeln werden in diesem Moment geschädigt. Doch dieser Schaden ist nicht schlimm, denn er wird einfach wieder repariert. Darum ist es so wichtig, dass du deinem Körper nach einem straffen Training eine Pause gönnst und damit Zeit für die Reparatur gibst.

Der Clou: Diese sorgt dafür, dass deine Muskeln fitter bzw. besser sind als vorher. Die Forschung nennt das Superkompensation, bei der das Wachstum von Muskeln angeregt wird. Der kleine Schaden deiner Muskeln führt somit dazu, dass dein Körper die Muskeln verstärkt, damit sie beim nächsten Mal nicht wieder beschädigt werden.

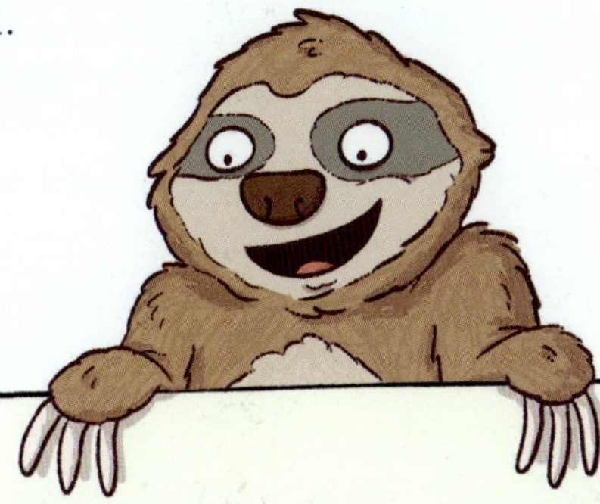

INFOKASTEN

Als Hormesis bezeichnet man einen Anpassungsmechanismus von Organismen. Da alle Lebewesen permanent schädlichen Einflüssen ausgesetzt sind, gibt es Reparaturmechanismen, die den Schaden einschränken. Wenn also eine Einwirkung, zum Beispiel eine Vergiftung, nicht zu stark ist, wird der Körper Gegenmaßnahmen einleiten und die Wirkung des Giftes reduzieren. Dabei lernt der Körper und verbessert sich. Am Ende kann der schädliche Einfluss sogar eine positive Auswirkung haben.

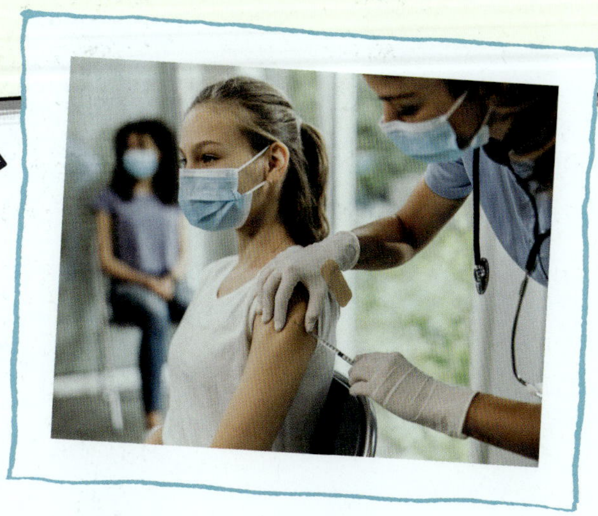

Impfungen funktionieren übrigens ganz ähnlich …

HITZE

Die Magie der Sauna

Bevor wir Häuser gebaut haben oder auch nur auf die Idee gekommen sind, in Höhlen zu wohnen, waren unsere Vorfahr*innen permanent den wechselnden Umweltbedingungen ausgesetzt. Als Art hätten wir nicht überlebt, wenn es nicht Mechanismen gegeben hätte, die uns dazu befähigte. Heute können wir uns das nur noch schwer vorstellen, denn wir leben im Winter in beheizten Häusern und in vielen Ländern glaubt man, den Sommer nur mit Klimaanlage zu überstehen.

Doch große Hitze kann ein hormetischer Reiz sein. Wir wissen das, weil diese Beobachtung erstmals bei Bakterien gemacht wurde. Als sie erwärmt wurden, passierte nämlich etwas Merkwürdiges: Normalerweise funktioniert eine Zelle, die erhitzt wird, nicht mehr gut, weil viele Proteine ihre Arbeit einstellen.

Im Versuch aber bildeten sich spezielle Proteine, die sogenannten Hitzeschockproteine (HSP = Heat Shock Protein). Sie sind dazu in der Lage, entstandene Schäden an anderen Proteinen zu reparieren.

Wie sich später herausstellte, gibt es diese Hitzeschockproteine nicht nur bei Bakterien, sondern auch bei Tieren, egal, ob Insekt oder Säugetier wie wir. Heute wissen wir auch, dass sie nicht nur durch Hitze aktiviert werden. Viele äußere Stressfaktoren wie Sauerstoffmangel, Strahlung, Vergiftung oder Infektion starten ihren Bau in den Zellen. Auf diese Weise werden entstandene Schäden in den Zellen gleich repariert – genial, oder?

Ganz ähnlich wie beim Muskelwachstum kann dieser Prozess trainiert werden. Der Vorteil davon ist gewaltig. Du musst nämlich wissen, dass in deinem Körper ständig etwas nicht perfekt funktioniert: Da gibt es Zellen, die falsch gebaut werden, es stirbt etwas ab und so weiter. Diese Prozesse sind mit dafür verantwortlich, dass wir altern und krank werden. Trainieren wir unsere Hitzeschockproteine, helfen wir unseren Zellen, diese Schäden zu beheben.

Aus diesem Grund ist auch der Besuch einer Sauna so gesund. Ohne den zugrunde liegenden Mechanismus verstanden zu haben, wurde die positive Wirkung von Saunabesuchen in unzähligen wissenschaftlichen Untersuchungen bestätigt. Doch nicht nur das: Saunieren macht auch glücklich (siehe Infokasten).

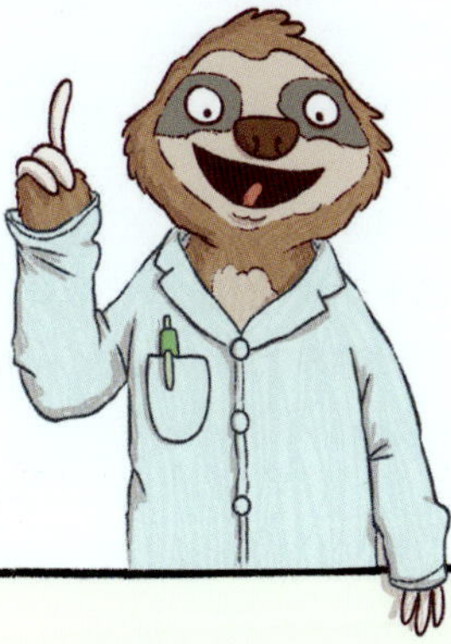

INFOKASTEN

Wenn wir in der Sauna sitzen, erzeugt unser Körper Dynorphine, das Gegenteil von Endorphinen (den Glückshormonen). Dynorphin bewirkt kein Wohlbehagen, sondern Unbehagen. Dieses Gefühl soll uns aus der Sauna heraustreiben, denn uns ist zu warm und das macht uns Stress. Passiert das regelmäßig, ergreift unser Körper Gegenmaßnahmen: Er erhöht die Zahl der Empfänger-Moleküle (Rezeptoren) für Endorphin. Dies wiederum neutralisiert die Wirkung von Dynorphin. Wir denken dann, wir haben uns an die Hitze gewöhnt, aber tatsächlich hat unser Körper nur einen Weg gefunden, unsere unangenehmen Gefühle zu reduzieren. Das Schöne an dem Effekt ist: Wenn du aus der Sauna rauskommst, wirkt der Effekt weiter. Wenn du lachst oder umarmt wirst, fühlst du dich noch besser als vorher, denn durch die höhere Anzahl der Rezeptoren bist du sensibler gegenüber Endorphinen.

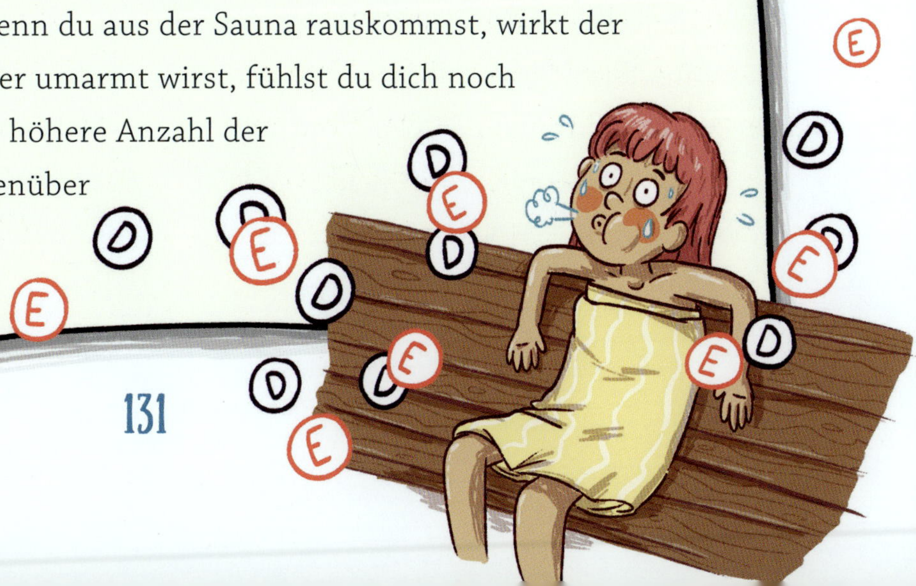

KÄLTE

Warmduscher*in?

Unsere Vorfahr*innen waren mit Sicherheit keine Warmduscher*innen. Nachdem sie ihr Fell verloren hatten, um in dem heißen Klima Afrikas klarzukommen, wanderten sie nach Norden und erfanden die Kleidung.

Wenn du schon mal in einem Museum für Steinzeit warst, hast du sicher gesehen, wie diese Kleidung ausgesehen hat. Sie war keineswegs mit der unseren zu vergleichen. Die harten Felle und Stoffe müssen im Winter hin und her gerutscht sein und die nackte Haut wurde dabei immer wieder der Kälte ausgesetzt.

Doch unsere Vorfahr*innen haben es überlebt: dank ihrer **Gene**. Diese Informationsträger haben sich über Jahrmillionen entwickelt und sorgen noch heute bei Wildschwein, Reh und Hase dafür, dass sie den Winter überleben. Diese Gene schlummern auch immer noch in uns.

Wenn du ins kalte Wasser steigst, nimmst du als Erstes die Wirkung von Noradrenalin war (das Wort musst du dir natürlich nicht merken). Das ist ein Stoff, der ganz ähnlich wirkt wie Adrenalin. Er versetzt deinen ganzen Körper in Alarmbereitschaft (siehe Infokasten). Die Kälte löst diesen Zustand aus, denn Kälte kann lebensbedrohlich sein. Wenn eine*r unserer Vorfahr*innen im Winter versehentlich ins Wasser gefallen ist, musste sein*ihr Körper die letzten Reserven aufbieten, um aus dieser Situation herauszukommen.

Der Überlebenskampf unserer Vorfahr*innen ist in unseren Genen

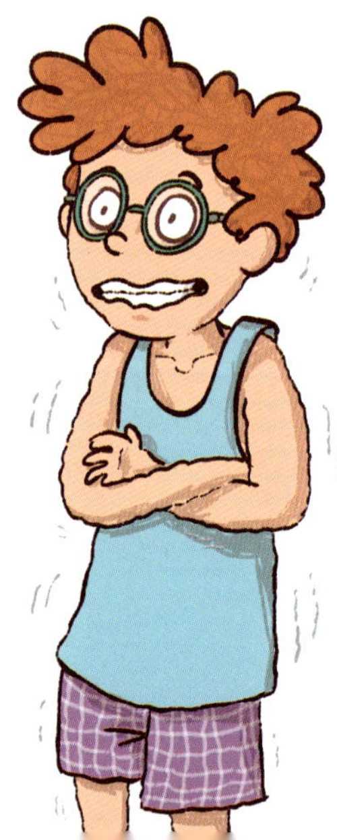

gespeichert und kann uns heute helfen, unseren Alltag zu meistern. Wir sind alle eingelullt vom Überangebot an Informationen: Werbung, Spiele, Nachrichten und so weiter. All diese Dinge ziehen unsere Aufmerksamkeit auf sich. Viele Kinder sind überfordert und reagieren mit ADHS, der Aufmerksamkeits-Defizit-Hyperaktivitäts-Störung.

Einige Forscher*innen glauben, dass Kälte unser Aufmerksamkeitssystem wieder einnordet. Sie sagt ihm, was wirklich wichtig ist und was nicht. Ganz ähnlich soll sie auch bei Ängsten wirken. Es ist unklar, ob das wirklich funktioniert, aber probier es doch einfach aus (siehe nächste Seite).

Gut belegt hingegen ist der Einfluss von Kälte auf dein Immunsystem: Der Kälteschock erhöht für deinen Körper das Risiko, eine Erkältung zu bekommen. Dein Körper weiß das und reagiert mit Gegenmaßnahmen: Er produziert mehr Leukozyten. Das sind die weißen Blutkörperchen, die gegen Krankheitserreger in deinem Körper kämpfen.

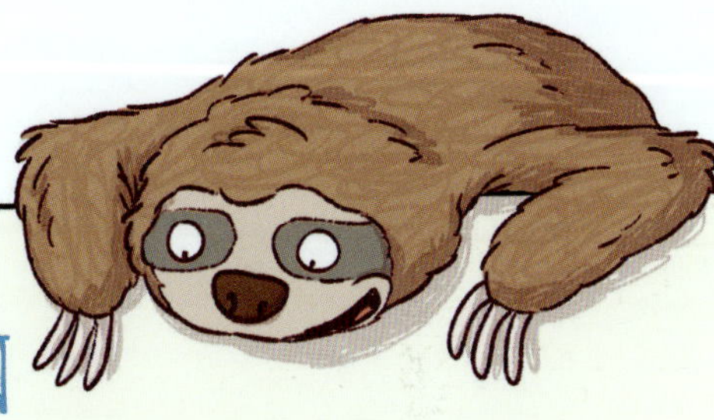

INFOKASTEN

Adrenalin und Noradrenalin sind Hormone, also Botenstoffe deines Körpers. Sie sorgen für eine bessere Durchblutung der Muskeln, der Herzschlag erhöht sich und der ganze Körper stellt sich auf Hochleistung ein. Auch dein Geist wird wach und deine Aufmerksamkeit ist gesteigert. Es ist ein Zustand, in dem dir nichts entgeht und du dich vollständig auf das konzentrierst, was ansteht. Unseren Vorfahr*innen hat diese Reaktion bei der Flucht, bei der Jagd und beim Kampf geholfen, alle Kräfte zu aktiveren.

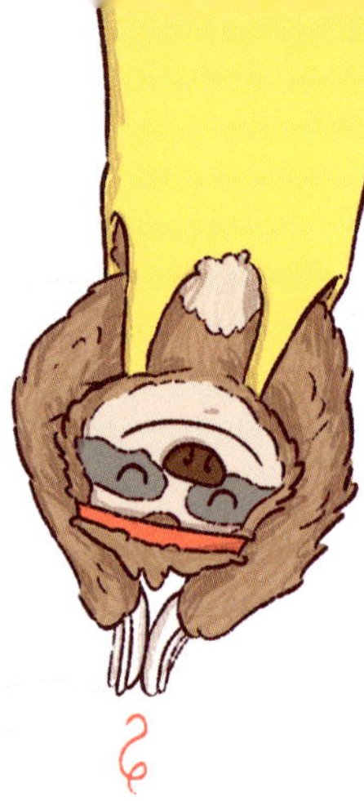

Kälteschock

Natürlich sollst du keinen echten Schock bekommen, aber du musst deinem Körper deutlich zeigen, dass es plötzlich richtig kalt ist. Nur so kannst du die positiven Reaktionen auslösen.

1. Mache ein kaltes Fußbad oder laufe barfuß im Schnee oder in seichtem Wasser.
2. Stelle das Wasser beim normalen Duschen auf kalt und brause dir zuerst die Arme und Beine ab.
3. Wenn du das aushältst, kannst du deinen gesamten Körper mit kaltem Wasser abbrausen.
4. Schaffst du es, ein paar Sekunden kalt zu duschen, kannst du dich steigern, vielleicht auf eine Minute.

Achtung, ganz wichtig: Nach deinem kalten Bad musst du dich richtig dick einmummeln, damit du schnell wieder warm wirst.

KÄLTESTRESS MIT WIM HOF

Wim Hof ist ein niederländischer Postbote und hält den Weltrekord im Eisbaden. Aber nicht nur das: Bei –20 °C ist er am Polarkreis einen Marathon gelaufen und hat Berge über 7.000 Meter Höhe bestiegen. Und das in einer kurzen Hose, oberkörperfrei!

Er macht vor einem Kältebad das, was die meisten Menschen ***während*** der kalten Dusche machen: Er hechelt. Wenn du das auch probieren willst, mache es nur zusammen mit einem Erwachsenen! Dabei wird man nämlich leicht ohnmächtig.

KÄLTESCHOCK: ACHTUNG, GEFÄHRLICH!

Das Risiko, einen Kälteschock zu erleiden, besteht nicht in der kalten Jahreszeit, sondern vielmehr im Sommer, wenn jemand überhitzt in kaltes Wasser springt.

In diesem Moment passieren zwei Dinge gleichzeitig: Alle landlebenden Säugetiere haben eine Art Tauchreflex. Wir schließen den Mund, halten die Luft an und reduzieren unseren Herzschlag, damit wir es möglichst lange unter Wasser aushalten.

Dieser Reflex steht einem anderen Mechanismus gegenüber: In deinem Körper wird, wie du schon weißt, der Botenstoff Noradrenalin ausgeschüttet. Er regt dein Herz an zu schlagen und will, dass du besonders tief und schnell atmest.

Das Problem mit Reflexen ist: Wir können sie nicht gut steuern. Versuche doch mal, den Lidschlussreflex zu unterdrücken, wenn dir jemand ins Auge fasst. Das geht nur mit größter Konzentration und Ruhe.

Springst du aber ins kalte Wasser, hast du weder Ruhe noch kannst du dich auf deine Reflexe konzentrieren – sie wirken ungebremst auf dein Herz. Der **DLRG**-Mediziner Dr. Ulrich Jost beschreibt die Situation des Herzens folgendermaßen: „Es weiß nicht, was zu tun ist – und hört auf zu schlagen."

Als Rettungsschwimmer*in trainiert man, ins kalte Wasser zu springen. Dabei ist man aber nie allein. Wenn etwas passiert, können die anderen Rettungsmaßnahmen einleiten.

ATMUNG

Eine Quelle der Macht

Karsten liebt es, die Luft anzuhalten und zu tauchen. In ungefähr zehn Metern Wassertiefe ist die Lunge auf die Hälfte ihres Volumens zusammengedrückt und man kann mühelos im Wasser schweben.

Mit der Atmung ist es etwas ganz Besonderes: Sie ist kein Sport, den man lernt wie Skifahren oder Fußballspielen. Jeder kann atmen, schon von Geburt an. Beim Sport gibt es aber ein paar Atemtricks, die dir helfen, und die muss man tatsächlich lernen und vor allen Dingen üben.

Zunächst einmal musst du wissen, dass unsere Lunge auf zwei verschiedene Arten atmen kann: über Bauchatmung und Brustatmung.

Die Bauchatmung ist deine Ruheatmung. Von außen ist sie kaum zu erkennen, denn das Zwerchfell zieht die Lunge in deinen Bauch. Das Zwerchfell ist übrigens eine kräftige Muskelschicht zwischen der Lunge und deinen Organen im Bauch. Leider ist diese Atmung beim Sitzen eingeschränkt, ein Grund, weshalb du öfter mal aufstehen oder zumindest ab und an einmal tief ein- und ausatmen solltest.

Die Brustatmung kannst du deutlich sehen, denn die Brust hebt sich nach oben. Diese Atmung ist nicht so effektiv. Sie dient als Ergänzung, wenn die Ruheatmung bei großer Anstrengung nicht mehr reicht.

Es spielt auch eine Rolle, ob du über die Nase oder den Mund atmest. Grundsätzlich solltest du über die Nase atmen, denn deine Nase ist wie eine Art Filter. Was die Nase alles aus der Luft herausfiltert, kannst du dir in deinen Popeln angucken. An der Nasenschleimhaut wird die Luft auch schon vorgewärmt und befeuchtet. Beides sind wichtige Aspekte, die deiner Lunge helfen, gut zu atmen, und dich sogar vor Krankheiten schützen. Bei der Befeuchtung kannst du helfen, indem du genügend trinkst.

Wenn wir uns anstrengen, neigen wir dazu, den Atem anzuhalten (Pressatmung). Besser ist es aber, auszuatmen. Denn das schützt die kleinen Kapillaren in deinem Körper vor Überdruck. Das ist gar nicht so einfach und du musst dich darauf konzentrieren. Ähnlich ist es beim Yoga. Auch dort ist jede Übung mit einer ganz bestimmten Atmung verbunden und die Übung funktioniert nur, wenn auch der Atem dazu passt.

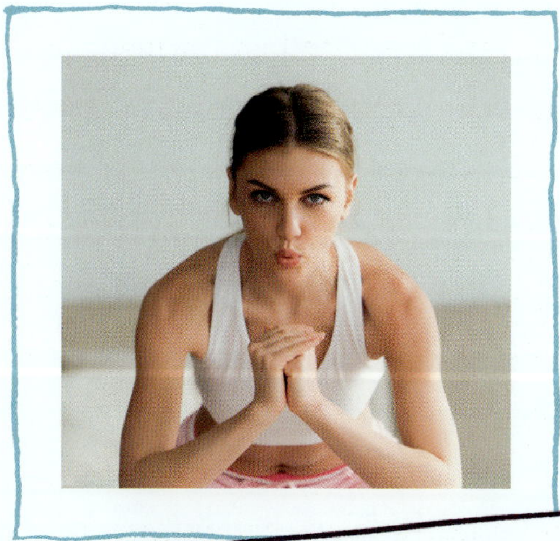

Zwerchfell angespannt

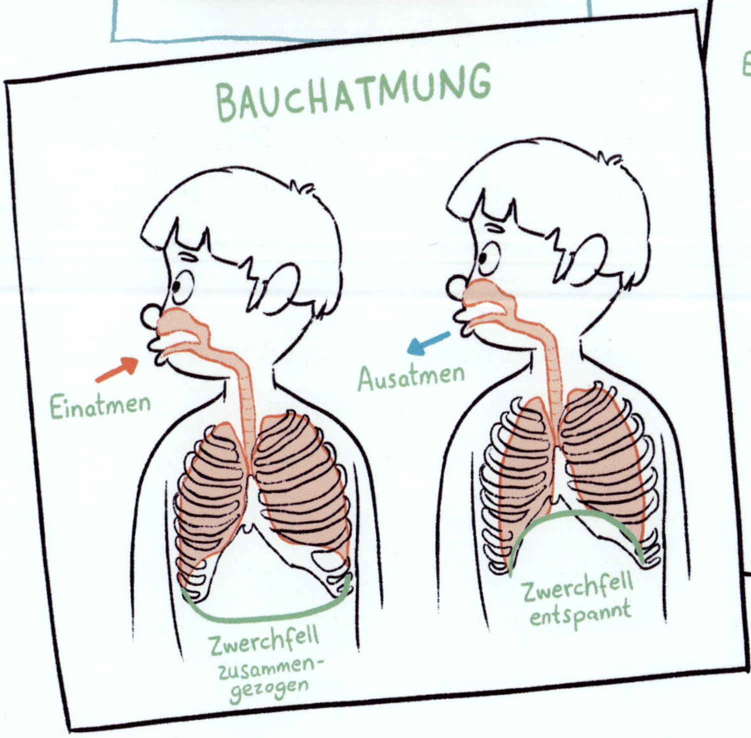

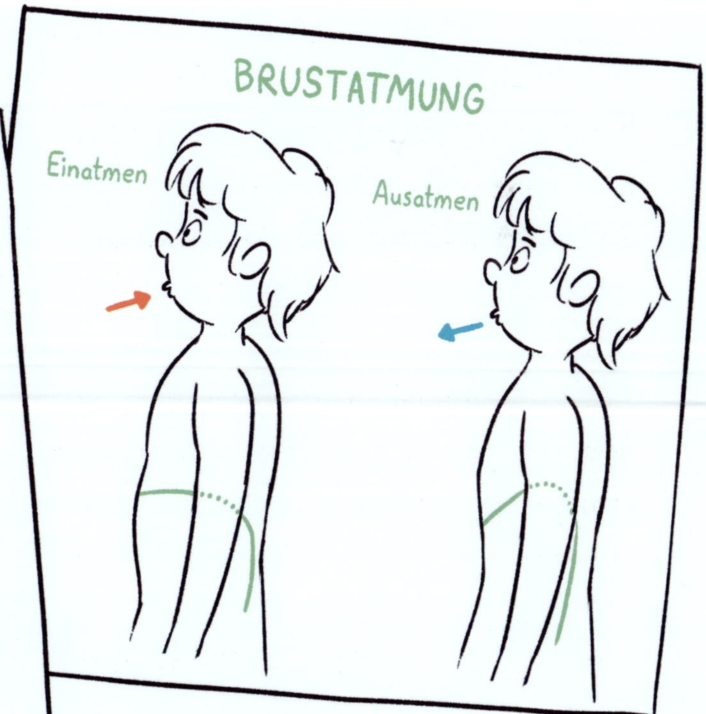

Eine andere wichtige Form des Atmens ist der Kampfschrei, Kiai genannt. Bei dieser Form der kräftigen Ausatmung gelingt es besonders gut, den Körper zu koordinieren und alle Kraft in einen kurzen Moment zu legen. Der Schrei kann laut, aber auch leise sein, letztlich geht es nur darum, ihn im richtigen Moment zu machen.

Manche Kampfsportler*innen glauben sogar, dass der Kampfschrei magisch ist. In eingeschworenen Gemeinschaften trainieren sie diese Magie. Die Kämpfer*innen schlagen nur in Richtung der Gegner*innen und diese fallen dann um. Oder sie drehen ihr Handgelenk und ihre Gegner*innen überschlagen sich. In ihrer Gemeinschaft hält sich jede*r an diese Regeln.

Da alle mitmachen, glauben die Kampfsportler*innen nach einiger Zeit tatsächlich an die Wirkung. Ein Kiai-Meister ging sogar so weit, seiner*m Bezwinger*in 5.000 $ zahlen zu wollen. Für den echten Kampfsportler, der die Wette annahm, war jemand, der nur kräftig ausatmet und mit den Armen in der Luft herumwedelt, natürlich kein Gegner. Das Ganze wurde ein Lacher im Internet und über zwanzig Millionen Mal geklickt.

Beim Tennis heißt der Kampfschrei übrigens nicht Kiai, sondern Grunting, also Grunzen. Dieser abfällige Begriff zeigt, dass der Kampfschrei im Tennis umstritten ist. Die feine Tennisgesellschaft findet ihn zu anzüglich oder zu tierisch. Besonders beim Frauentennis haben sich viele Männer darüber gestritten, ob der Schrei verboten werden sollte.

Es gibt aber einen echten Grund, gegen den Schrei zu sein: Wie du dir denken kannst, kann ein Tennisball extrem schnell fliegen. Gute Tennisspieler*innen hören am Klang des Aufschlags, wie schnell der Ball zurückgeschlagen wird. Diese Information wird im Millisekundenbereich vom Gehirn verarbeitet und der Arm geht schon in die richtige Richtung.

Der Kampfschrei kann aber lauter als der Schlag sein. Die Folge: Ein*e Gegner*in hört nicht genau, wann und wie stark der Ball getroffen wurde. Wissenschaftler*innen haben berechnet, dass der Ball fünfzig Zentimeter von der Stelle, an der ein*e Spieler*in ihn erwartet, entfernt sein kann – ein klarer Vorteil für den Schreihals.

ATMEN KANN SOGAR GEFÄHRLICH SEIN

Wenn Menschen einen großen Schreck bekommen, sich aufregen oder sich bei einem Unfall verletzt haben, neigen sie zur Hyperventilation. Sie atmen viel schneller und tiefer, als es normal ist.

In diesem Moment wird nicht nur viel Sauerstoff aufgenommen, es wird auch viel Kohlendioxid (CO_2) abgeatmet. Vielleicht ist dir schon aufgefallen, dass Sprudelwasser saurer schmeckt als normales Wasser. Das liegt an dem CO_2, auch Kohlensäure genannt. Wenn du nun zu viel CO_2 abatmest, wird dein Blut weniger sauer und das kann zu echten Problemen führen.

Dein Körper ist eine wunderbare Maschine: Wenn wir keine Luft bekommen, wird der Herzschlag automatisch verringert und die Gefäße im Gehirn weiten sich. Dadurch wird es besser durchblutet.

Bemerkt nun dein Gehirn das Gegenteil, also viel Sauerstoff und wenig CO_2, verkleinert es deine Gefäße. Dies führt bei Menschen, die hyperventilieren, zu dem Gefühl, nicht genug Sauerstoff zu bekommen, und so atmen sie noch schneller. Ein Teufelskreis, bei dem sich am Ende die Muskeln verkrampfen und man sich kaum noch bewegen kann.

Wenn du einer Person in einer solchen Situation helfen willst, dann musst du ihr nur eine Plastiktüte geben, in die sie ein- und ausatmen soll. Dadurch steigt die CO_2-Konzentration und alles normalisiert sich wieder.

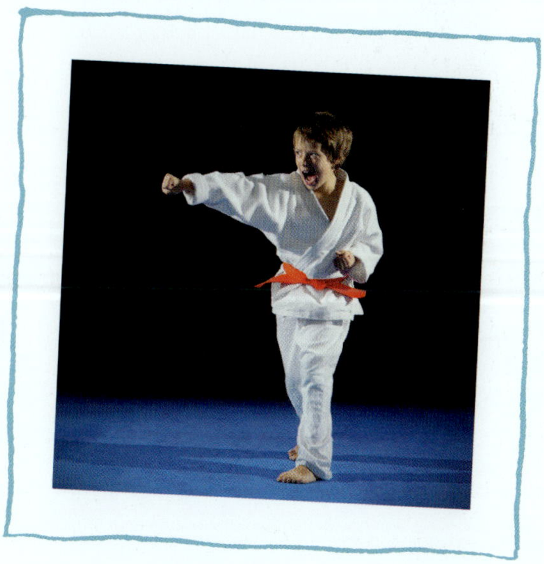

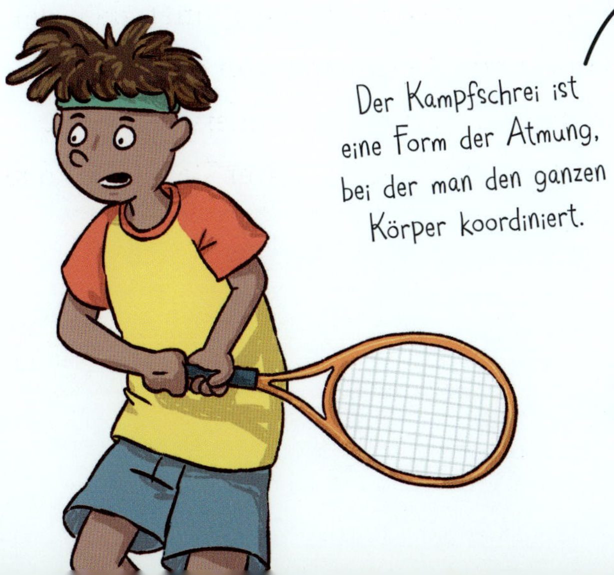
Der Kampfschrei ist eine Form der Atmung, bei der man den ganzen Körper koordiniert.

BEWEGUNGSTIPPS

Boxatmung

Diese Übung hilft dir, wenn dich etwas aufregt. Dazu musst du wissen, dass jeder Atemzug aus vier Phasen besteht: einatmen, Atem halten, ausatmen und ausgeatmet haben. Im Alltag gehen diese Phasen nahtlos ineinander über. Wenn jemand im Stress ist, atmet er*sie meist nur ein und aus, was den Stress noch verstärkt. Viele Trainer*innen empfehlen, die Phasen jeweils für vier Sekunden zu halten: vier Sekunden einatmen, vier Sekunden halten, vier Sekunden ausatmen und vier Sekunden ausgeatmet halten. Das löst die innere Anspannung.

Luft anhalten

1. Versuch: Nimm eine Uhr und stoppe, wie lange du die Luft anhalten kannst.

2. Versuch: Beim nächsten Mal atmest du vorher drei- bis fünfmal tief ein und aus.

3. Versuch: Auch beim dritten Versuch atmest du wiederum drei- bis fünfmal tief ein und aus, aber achte darauf, dass du ganz besonders tief ausatmest.

4. Versuch: Genauso wie der dritte, nur dass du diesmal doppelt so lange ausatmest, wie du eingeatmet hast.

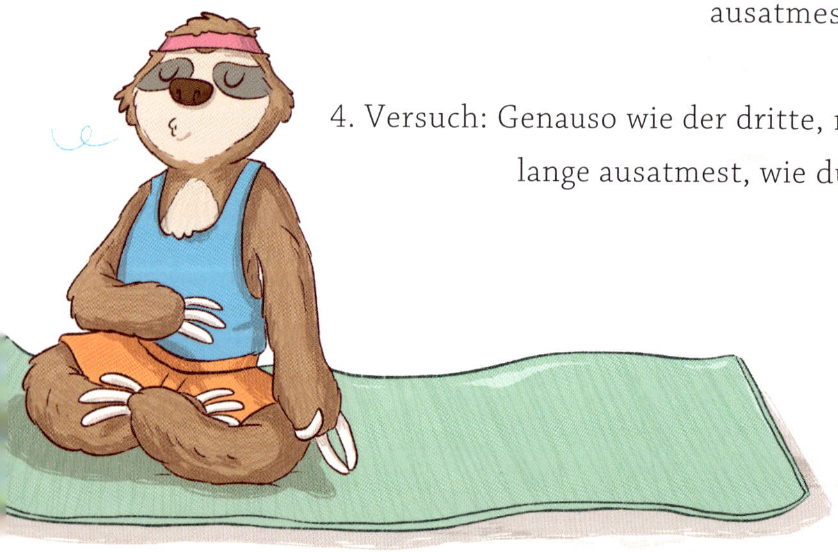

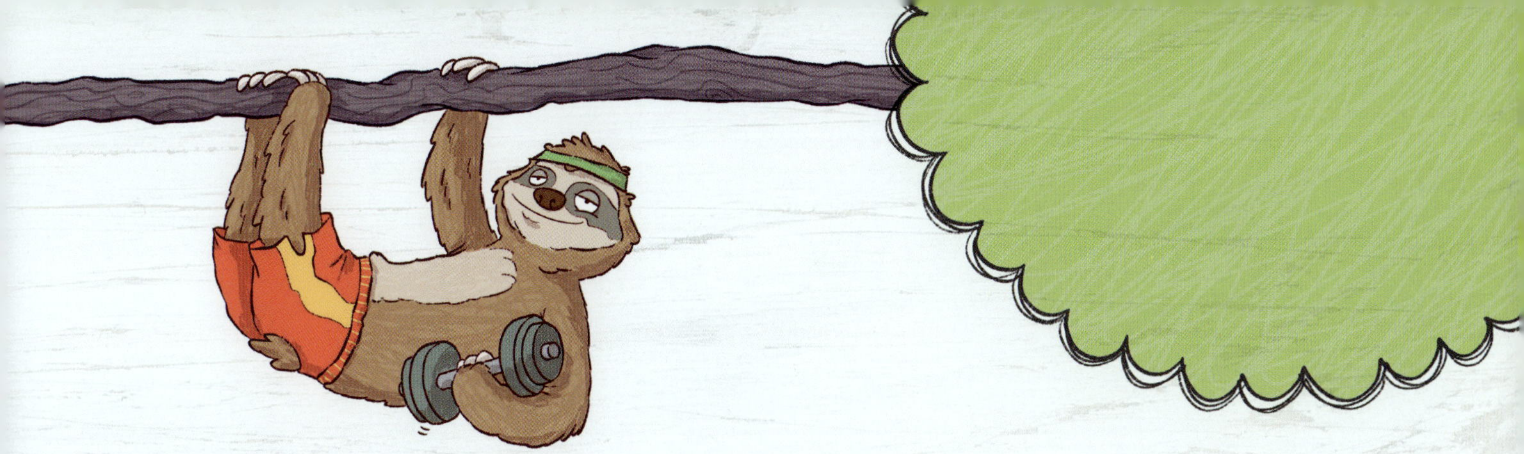

Vermutlich wirst du feststellen, dass du jedes Mal die Luft länger anhalten konntest.

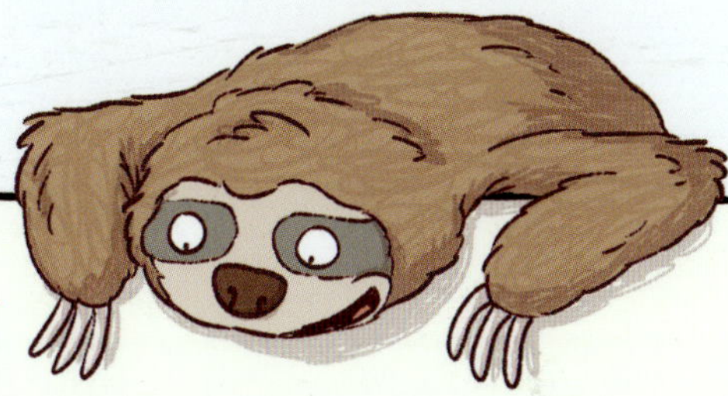

INFOKASTEN

Gefahr beim Luftanhalten

Schwimmbad-Blackout: Vor einem Tauchgang mit angehaltenem Atem ist Hyperventilation tödlich. Die meisten Menschen glauben, dass ihre Atmung durch den Sauerstoff im Blut gesteuert wird. Das ist aber nicht richtig! Unsere Atmung wird durch das CO_2 reguliert. Wenn du ganz viel CO_2 abgeatmet hast, kann es passieren, dass der Sauerstoff verbraucht ist, bevor du Atemnot verspürst. Du wirst dann ohne Vorwarnung ohnmächtig. Beim Rettungsschwimmertraining ist das einmal einem Freund von Karsten passiert. Er hatte gerade die fünfzig Meter geschafft, als er plötzlich einfach unterging. Natürlich wurde er sofort aus dem Wasser rausgeholt. Es hat gereicht, ihn anzupusten, und er war wieder da. Bei diesem Unfall hat Karsten eine Lektion fürs Leben gelernt: Tauche niemals allein!

WERDE ZUM FAMILIENCOACH

Mach deiner Familie Beine!

Findest du, deine Eltern und Geschwister hocken zu viel vor dem Fernseher oder dem Computer? Dann mach ihnen Beine! Dank dieses Buches kennst du unzählige Gründe, warum Bewegung wichtig ist. Nutze dieses Wissen und überzeuge alle Faultiere deiner Familie, auch mehr Sport zu treiben oder sich mehr zu bewegen!

Vielleicht bringt ihr in eurer Wohnung eine Sprossenwand an oder ihr klebt einfach zwei Kreise aus Papier im Abstand eurer Hände auf den Fußboden. Alle, die daran vorbeikommen, müssen dann kurz anhalten und z. B. fünf Kniebeugen oder Liegestützen machen.

Wenn nicht gleich alle mitmachen, gib nicht auf, sei einfach Vorbild! Irgendwann wird dir jemand aus deiner Familie folgen, vielleicht sogar alle.

Das funktioniert auch bei Computerspielen! Sobald ein festgelegtes Ziel erreicht wurde, macht ihr die Burpees von Seite 61.

Ihr könntet auch in einem Familienrat beschließen, dass alle aufpassen, dass die anderen sich jeden Tag genügend bewegen. Hat es bei jemandem nicht so gut geklappt, macht die ganze Familie einen Spaziergang. Vielleicht entdeckt ihr sogar eine Sportart, die ihr gemeinsam betreiben könnt.

Der Punkt ist der: Je mehr ihr über Sport redet und je normaler Sport und Bewegung in eurem Alltag werden, desto mehr werdet ihr euch von ganz alleine bewegen. Denk dran:

Aktivität aktiviert!

Vielleicht ist es dir beim Lesen des Buches manchmal schwergefallen, uns zu glauben.

Irgendwie ist es ja auch unglaublich, dass Sport deine Nerven wachsen lässt und dich klüger macht, dass er deine körpereigene Müllabfuhr verbessert oder dass Muskeln gar nicht wachsen, sondern nur dicker werden. Aber wir können dir versprechen: Alles ist von Wissenschaftler*innen untersucht worden und wir haben uns nichts ausgedacht. Auf der Webseite www.karsten-brensing.de findest du zu den entsprechenden Buchseiten die Originalquellen. Möchtest du Sport mit gesunder Ernährung kombinieren? Dann sieh dir Katrins Buch *So ernähren wir uns richtig* an oder gehe auf ihre Webseite www.katrin-linke.de.

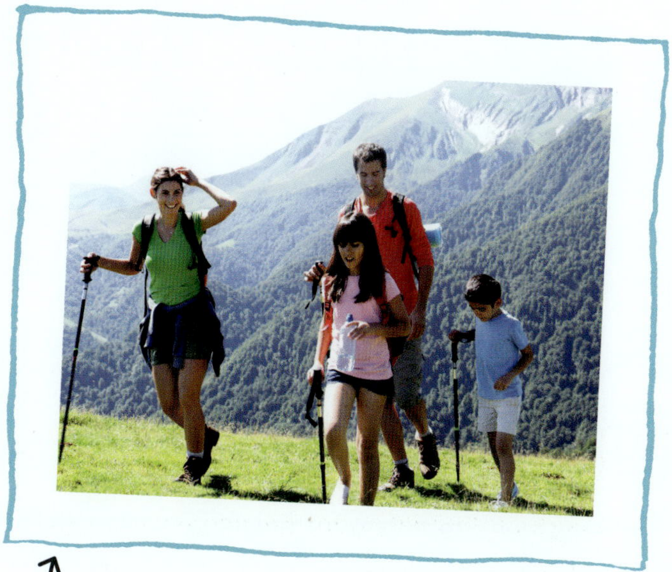

Wie wäre es zum Beispiel mal, mit der Familie eine richtig tolle Wanderung zu machen?

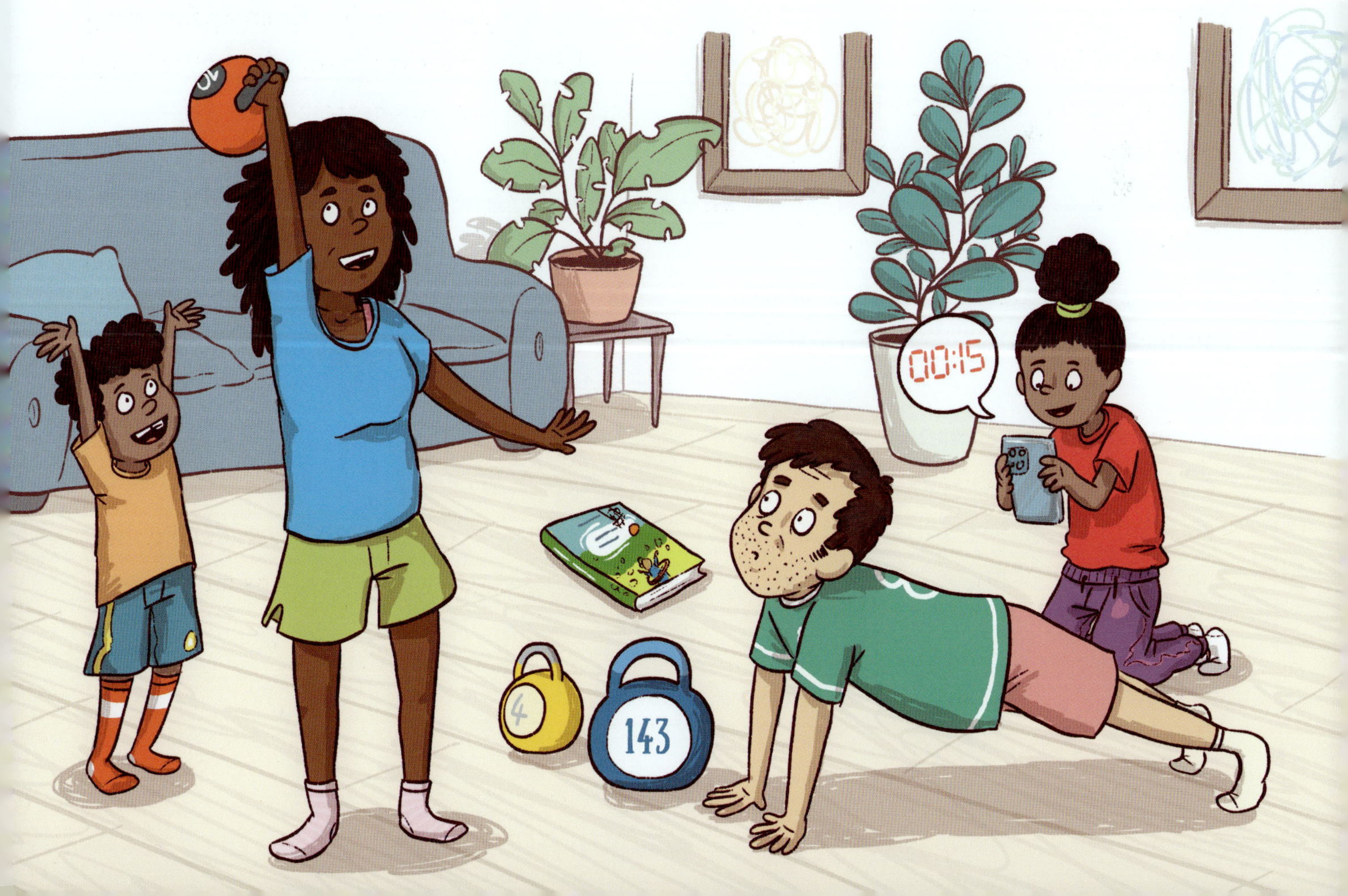

PETRISSA SOLJA

PROFI-TISCHTENNISSPIELERIN

Petrissa: *Sport hält mich fit und gibt mir einfach ein gutes Gefühl.*

Petrissa Solja ist in einer „tischtennisverrückten Familie“ aufgewachsen: Ihre Mutter war früher Tischtennis-Bundesliga-Spielerin, ihr Vater hat in der zweiten Bundesliga gespielt und die beiden älteren Schwestern sind auch jeweils aktiv im Tischtennissport. Petrissa weiß nicht, wie es passieren konnte, aber auch sie wurde früh mit dem „Tischtennis-Virus“ infiziert.

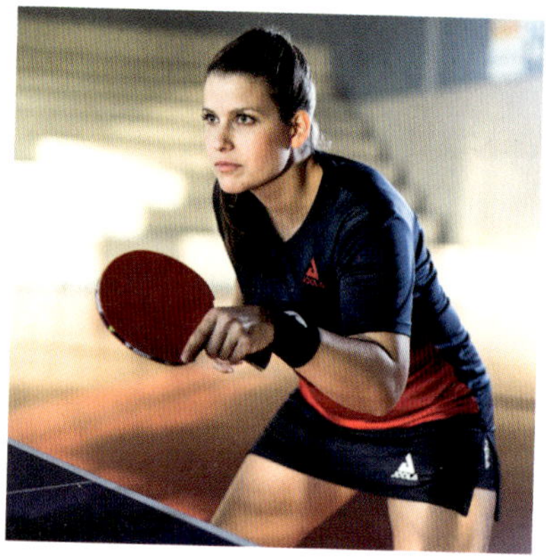

Tischtennisverrückt und regelrecht süchtig nach dem Schläger und dem kleinen Ball – du hast also immer voll Lust aufs Training?

Es wäre zu schön, wenn man sich jeden Tag auf das Training freuen würde. Insbesondere wenn „harte“ Trainingstage bevorstehen, hält sich die Lust sehr in Grenzen. Aber wenn man dann im Training ist, kommt sehr schnell wieder die Lust zurück. Für mich sind die Trainingstage wie für andere Arbeitstage im Büro.

Nicht jede*r weiß sofort, welcher Sport der richtige ist. Was empfiehlst du Kindern, denen es so geht? Und: Wie können sie sich motivieren dranzubleiben?

Ich denke, es ist schön, wenn man verschiedene Sportarten ausprobiert. Nur so kann man feststellen, was einem liegt und was einem Spaß macht. Sport gibt einem sehr viel. Ich glaube, wenn man es geschafft hat, den ersten Schritt in ein Training zu gehen, möchte man auch dauerhaft die Sportart ausüben. Das Ergebnis, ob man gewinnt oder verliert, ist da nebensächlich.

Kannst du dir ein Leben ohne Sport vorstellen?

Da ich viel Sport mache, freue ich mich auch manchmal, ein paar Tage faulenzen zu können. Dann schaue ich aber im TV, wie andere Sport machen. Aber dauerhaft ist das nichts für mich. Ein Leben ohne Sport kann ich mir kaum vorstellen.

Die Silbermedaille bei den Olympischen Spielen 2016 in Rio de Janeiro mit der deutschen Nationalmannschaft war dein bisher größter Erfolg. Wie fühlt sich so ein großer Sieg an?

Das war ein unbeschreibliches Gefühl, weil man für diesen Moment so viel Schweiß und Energie investiert hat. Es war für mich immer mein großer Traum, bei Olympischen Spielen eine Medaille zu gewinnen.

Gibt es Wichtigeres für dich als den Sport?

Auf jeden Fall. Tischtennis ist in meinem Leben ein ganz wichtiger Bestandteil. Allerdings ist Tischtennis mein Beruf. Wichtiger als der Beruf ist das private Glück: mein Partner, unser Hund Balu, Ende letzten Jahres wurde ich Tante. Für mich ist die Familie das Wichtigste. Neben dem reinen Sport studiere ich an einer Fernhochschule, da freue ich mich über jede gute Note.

Was hältst du von e-Sport? Ist das überhaupt Sport?

*Ich selbst spiele kaum Videospiele. Mir gefällt der ursprüngliche, körperliche Sport besser. Allerdings habe ich dennoch Respekt vor den e-Sportler*innen. Es ist nicht nur so, dass sie den ganzen Tag Videospiele machen. Auch sie treiben viel Sport und müssen sich mental vorbereiten. Tischtennis eignet sich hierfür auch sehr gut, da es die Hand-Auge-Koordination fördert.*

Petrissas Botschaft für dich:

*Nicht jede*r muss Profisportler*in werden. Als Profi muss man auf viele Dinge verzichten. Ich denke, es ist wichtig, dass man eine Sportart als Hobby hat, um schöne, gemeinsame Momente mit anderen zu erleben, und dass man durch die Bewegung seinem Körper etwas Gutes tut. Tischtennis eignet sich dabei perfekt! Man kann es bis ins hohe Alter machen.*

LISA BRENNAUER

RADRENNWELTMEISTERIN

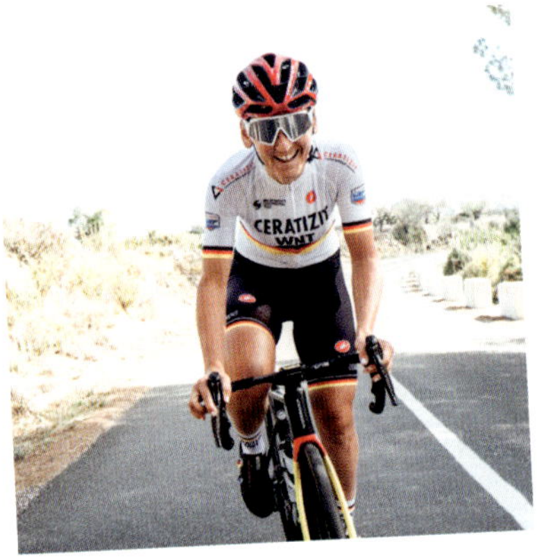

Lisa ist siebenfache Radrennweltmeisterin.

Lisa kann sich nicht erinnern, wann sie die Leidenschaft für Sport gepackt hat. Sport war einfach schon immer in ihrem Leben: Sie hat bereits im Kindergarten Ski fahren gelernt, war viel mit den Eltern mit dem Rad unterwegs, hat früh im Verein Tischtennis gespielt und war in der Schwimmmannschaft ihrer Schule. Fahrrad fahren hat ihr dabei am meisten Spaß gemacht. Anfangs war es das Mountainbike, mit zwölf hat sie das Rennrad für sich entdeckt.

Lisas Trainingsprogramm:

Lisa sitzt drei Tage hintereinander drei bis fünf Stunden im Sattel, fährt 80–150 Kilometer, dann gibt es einen Tag Pause. Zusätzlich zum Radfahren kommen zweimal in der Woche Krafttraining und Yoga dazu.

Bei so viel Sportbegeisterung hat man doch bestimmt immer voll Lust aufs Training, oder?

Ich habe nicht immer Lust, schaue auch manchmal aus dem Fenster und denke, ich bleibe lieber zu Hause. Aber ich bin sehr zielorientiert und überwinde mich. Wenn ich einmal auf dem Rad sitze und die Straße runterrolle, finde ich es einfach nur noch toll.

Was tun, wenn man ein Sportmuffel ist?

Leute suchen, die einen motivieren, die positiv sind, die sich gern bewegen. Und einfach mal zu deren Sport mitgehen. Und rausfinden, was einem Spaß macht. Da darf die

Sportart auch gern öfter gewechselt werden. Hauptsache, es macht Spaß. Das ist beim Sport das Wichtigste!

2021 hast du bei Olympia die Goldmedaille gewonnen. Was war das für ein Gefühl?

*Ein Glücksgefühl ohnegleichen! Ich bekomme Gänsehaut, wenn ich daran zurückdenke, wie ich über den Zielstrich gefahren bin. Als ich nach Hause kam, hatten meine Familie und Freund*innen eine Willkommensfeier veranstaltet. Sie mussten alle viel zurückstecken und sie wiederzusehen war sehr besonders für mich!*

So ein tolles Gefühl hätte wohl jede*r gern. Ist es okay, vom Olympiasieg zu träumen?

*Ich habe nicht gleich gedacht: Oh, ich werde mal Profi, oh, ich werde mal Olympiasiegerin. Natürlich habe ich im Fernsehen die Profis gesehen und bewundert. Doch nicht jede*r muss Sport mit dem Ziel machen, Profi zu werden. Aber es kann Ziel sein, es kann ein Traum sein. Es ist egal, aus welchem Grund man Sport macht, und auch der Traum vom Olympiasieg ist okay.*

Lisas Erfolgstipps für dich:

Erst einmal kleine Ziele setzen. Dann durchhalten, und wenn es mal nicht so läuft, überlegen, was man anders machen könnte. Wenn man dann ein Ziel erreicht hat, den Erfolg bewusst wahrnehmen und genießen. Ich hätte mir gewünscht, dass ich das in einer früheren Phase meiner Karriere mehr gemacht hätte. Ich war oft im Kopf schon beim nächsten Wettkampf oder Ziel. Heute weiß ich: Genuss bringt Freude, weiterzumachen. Es fällt dann leichter, sich wieder zu motivieren und noch härter zu arbeiten.

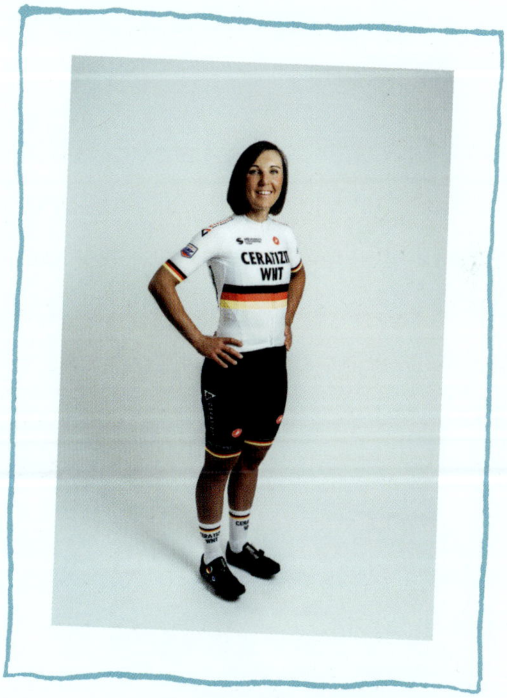

SARAH WELLBROCK

PROFI-SCHWIMMERIN

Sarah: *Sport verbindet. Man lernt immer neue Menschen kennen und ich durfte schon so viele Länder bereisen. Zwar habe ich nie sehr viel sehen können, aber einen kleinen Eindruck der Menschen und der Kultur erhält man trotzdem.*

Sarah hat als kleines Mädchen geturnt und später Tischtennis gespielt, da ihr Vater auch Tischtennis gespielt hat. Er ist früher auch jedes Wochenende mit Sarah ins Schwimmbad. An einem davon hat sie dann das silberne und goldene Abzeichen direkt nacheinander gemacht.

Seit sie zwölf ist, betreibt Sarah Schwimmen als Hochleistungssport. Das bedeutet: zehn- bis zwölfmal die Woche im Wasser, dazu fünf bis sechs Einheiten an Land, also Rumpf-/Kraft-/Ausdauer- oder Koordinationstraining.

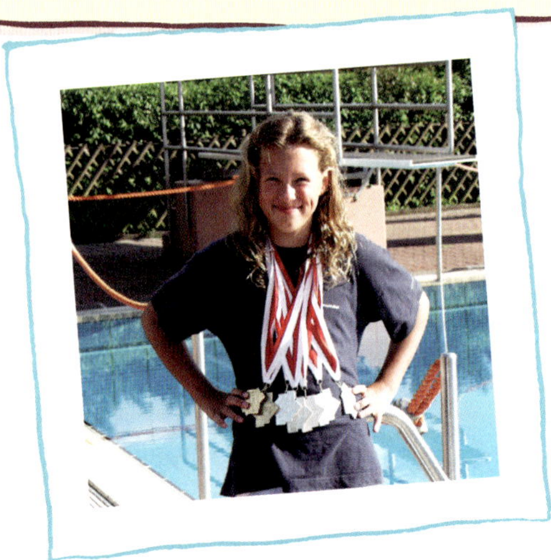

Meist geht es zweimal am Tag ins Wasser. Hast du darauf immer Lust?
Jein. Es gibt Tage, an denen fällt es einem leichter oder schwerer, man kommt morgens nicht so gut aus dem Bett oder die Arme und Beine sind müde und schwer. Aber im Grunde hat man ein Ziel vor Augen und weiß somit, wofür man arbeiten möchte.

Nicht jeder Wettkampf endet mit einem Sieg. Wie gehst du mit Rückschlägen um, wenn sich der gewünschte Erfolg nicht einstellt?
*Leistungsentwicklung läuft nicht immer bergauf. Es gehört auch dazu, mit Niederlagen und Rückschlägen umzugehen. Daraus lernt man und wird stärker. Es hilft, wenn Freund*innen und Familie einen motivieren und unterstützen.*

Hast du auch mal an dir gezweifelt oder war dir immer klar, dass du einmal eine Medaille gewinnen würdest?

*Ich habe mich als junge Sportlerin gefragt, wieso ausgerechnet ich es schaffen sollte, eine olympische Medaille zu holen, wenn vor mir schon so viele überragende Sportler*innen daran gescheitert sind. Selbst in Tokio habe ich nach dem Vorlauf, der nicht so lief, wie ich mir das erhofft hatte, nicht mehr mit einer Medaille gerechnet. Aber das Ergebnis hat gezeigt: Wenn man hart arbeitet und etwas wirklich aus tiefstem Herzen will, kann man es auch schaffen.*

Da sind viel Arbeit und Willenskraft gefragt. Ist Sport wirklich nötig?

*Ich denke, Sport ist sehr wichtig für uns. Man ist gesünder, fühlt sich aktiver und kann durch ein bisschen Bewegung am Tag vielem vorbeugen. Und beim Sport lernt man Dinge, die man in der Schule nicht lernt. Das fördert das Denkvermögen. Es müssen ja keine drei Stunden am Tag sein, dreißig Minuten reichen für den Anfang. Sport machen bedeutet auch nicht, dass ich jeden Tag joggen gehen muss oder ins Fitnessstudio. Eine Radtour, bouldern mit Freund*innen – es gibt so viele Möglichkeiten.*

Was hältst du von e-Sport? Ist das überhaupt Sport?

E-Sport ist nicht meine Welt. Leider kann man beobachten, dass mit steigender Attraktivität und Aufmerksamkeit von Computerspielen die Bevölkerung immer weniger Bewegung hat und damit früher oder später auch kränker wird.

Sarahs Rat für dich:

Probiere dich aus, was Sport angeht. Such dir etwas, das dir Spaß macht. Es muss kein Leistungssport sein, aber es gibt so viele tolle Angebote und Möglichkeiten. Du lernst neue Menschen kennen und schließt vielleicht auch Freundschaften fürs Leben.

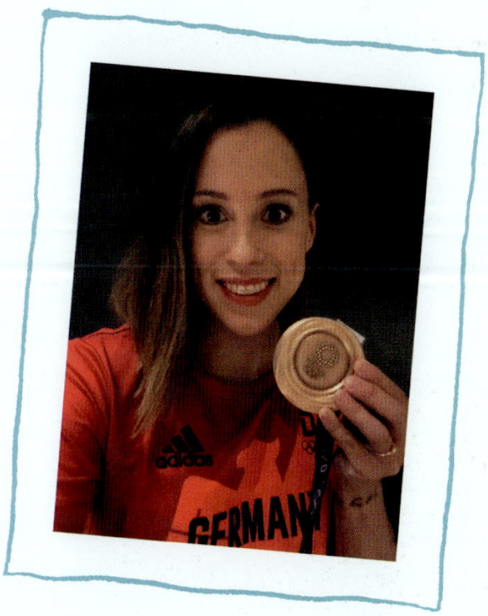

GLOSSAR

Anthropologie ist die Wissenschaft, die sich mit dem Menschen, seiner Entstehung und der Art und Weise seines Seins beschäftigt.

Autonom bedeutet selbstständig und ist das Gegenteil von abhängig.

Das **Belohnungssystem** ist ein Bereich in deinem Gehirn, der dafür verantwortlich ist, dir schöne Gefühle zu machen, wenn du etwas Wichtiges tust.

Als **biochemisch** bezeichnet man chemische Reaktionen, die etwas mit lebenden Organismen zu tun haben.

Cannabis, auch Hanf genannt, ist eine uralte Nutzpflanze der Menschheit. Aus ihr hat man beispielsweise Hanfseile hergestellt. Einige Bestandteile in den Blüten wirken berauschend, daher ist der Anbau in Deutschland derzeit verboten.

Chemische Botenstoffe sind Stoffe, die in deinem Körper Prozesse steuern.

Als **chemische Prozesse** bezeichnet man alle Reaktionen, die zwischen Atomen stattfinden und meist deren Eigenschaften beeinflussen.

Chronisch ist das Gegenteil von akut und meint einen Zustand, der länger anhält.

DLRG ist kurz für Deutsche Lebens-Rettungs-Gesellschaft. Sie ist eine Wasserrettungs- und Nothilfeorganisation.

Endocannabinoide sind Botenstoffe in deinem Körper. Sie ähneln chemisch dem Stoff in der Cannabispflanze, daher kommt auch die Wirkung der Pflanze.

Endorphine sind körpereigene Schmerzmittel, die in Extremsituationen wie bei einem Unfall oder einem Marathonlauf von deinem Körper produziert werden.

Evolution ist die Lehre der Vererbung von Eigenschaften bei Lebewesen.

Ein **Fake** ist etwas, das so erscheint wie das Original oder die Wahrheit, es aber in Wirklichkeit nicht ist. Meist ist ein Fake Betrug.

Fette sind Speicherstoffe. Es gibt sie bei Pflanzen und Tieren.

Gene sind die einzelnen Bestandteile im Bauplan von Lebewesen.

Gesättigte/ungesättigte Fette sind Energie und Baustoff in Lebewesen. Gesättigte Fettketten sind gerade. Ungesättigte Fettsäuren haben einen Knick. Die Zellmembran, eine Art Haut deiner Zellen, besteht zu einem großen Teil aus Fett. Ungesättigte Fettsäuren halten diese Haut elastisch und flexibel.

Als **Grundbedürfnisse** bezeichnet man Bedürfnisse, die absolut lebensnotwendig sind. Der Begriff wird aber sehr vielfältig eingesetzt.

Hormone sind Botenstoffe in deinem Körper. Das Hormon Insulin sagt beispielsweise deinen Körperzellen: „Hallo, es ist genug Zucker im Blut, du kannst deine Zuckerschleusen öffnen!“

Das **Immunsystem** schützt dich auf vielfache Weise vor Krankheiten. Selbst die klügsten Wissenschaftler*innen haben noch nicht genau verstanden, wie es funktioniert.

Ein*e **Influencer*in** ist ein Mensch, der andere z. B. in ihrem Konsumverhalten beeinflusst, oft über Social-Media-Kanäle.

Als der **Kalte Krieg** wird der Zeitraum nach dem Zweiten Weltkrieg und vor dem Zusammenbruch des Ostblocks bezeichnet.

Eine gute **Kapillarisierung** bedeutet, dass ein Gewebe viele Kapillaren hat und gut mit Nährstoffen und Sauerstoff versorgt werden kann.

Keto-Diät ist eine Ernährungsweise, bei der sich der Körper auf einen ketogenen Stoffwechsel umstellt.

Als **ketogenen Stoffwechsel** bezeichnet man die Energiegewinnung aus Fett. Es ist eine Art Notfallmechanismus, wenn kein Zucker im Blut ist.

Das **Kleinhirn** hat sich mit der Entstehung der ersten Wirbeltiere gebildet und steuert die grundsätzlichsten biologischen Vorgänge.

Als **kognitiv** bezeichnet man Denkvorgänge, die über einfache Steuerungsmechanismen hinausgehen. Beim kognitiven Denken wird mit den Informationen gespielt und es können neue Gedanken entstehen.

Kohlenhydrate (Zucker und Stärke) sind meist Speicherstoffe von Pflanzen, z. B. Kartoffeln, Reis, Getreide und alles, was mit Zucker gesüßt wurde.

Krebszellen sind Zellen, bei denen Steuerungsmechanismen nicht mehr richtig funktionieren. Sie fangen unkontrolliert an zu wachsen. Wenn es dem Körper nicht gelingt, das Wachstum zu stoppen, sind Krebserkrankungen tödlich.

Love Brands sind Marken von Firmen, die als besonders cool gelten. Egal, ob die Produkte gut oder schlecht sind, sie werden wegen ihres Namens gekauft.

Das **Lymphsystem** ist eine Art Abwassersystem in deinem Körper, es hilft aber auch im Kampf gegen Krankheiten.

Milchsäure entsteht, wenn deine Muskeln nicht genügend Sauerstoff für die Verbrennung von Zucker bekommen. Mit genügend Sauerstoff entsteht CO_2, das einfach abgeatmet wird.

Ein anderes Wort für **Mimik** ist Gesichtsausdruck.

Mitochondrien sind die Kraftwerke in deinen Zellen. Sie wandeln Zucker in die Energie deiner Zellen um.

Der **Nationalsozialismus** in Deutschland entstand nach dem Ersten Weltkrieg und führte zum Zweiten Weltkrieg. Grundidee war die „Überlegenheit der deutschen Rasse" gegenüber allen anderen Völkern und der daraus abgeleitete Herrschaftsanspruch.

Olympionik*innen sind die Sportler*innen bei den Olympischen Spielen.

Als **Optimum** bezeichnet man einen Zustand, in dem alles perfekt aufeinander eingestellt ist und die beste Leistung erzielt werden kann.

Jeder Körper besitzt **potenzielle Energie**. Wenn du auf einen Stuhl kletterst, erhöhst du deine potenzielle Energie, springst du wieder herunter, verbrauchst du sie wieder.

Proteine sind die Maschinen in unserem Körper. Alle Prozesse in ihm funktionieren durch sie. Ob deine Proteine im Essen von Tieren oder Pflanzen stammen, ist eigentlich egal, du kannst sie beide in Muskeln verwandeln.

Eine **Proteinkette** besteht aus vielen aneinandergeketteten Proteinen, wie zum Beispiel die Ketten den Actinfilamente und Myosinfilamente in deinen Muskelzellen.

REM-Schlaf (Rapide Eye Movement = schnelle Augenbewegung) ist eine Schlafphase, in der du viel träumst und leicht geweckt werden kannst.

Säugetiere gehören zu den Wirbeltieren, also zu den Tieren mit Wirbelsäule. Im Gegensatz zu Fischen, Reptilien und Vögeln ernähren sich Säugetierbabys von der Milch der Mutter, sie werden gesäugt.

Stress: Als sehr großer Stress gilt Missbrauch, Vernachlässigung, Trennung von den Eltern, ein chronisch krankes oder behindertes Geschwisterkind, ernste oder häufige eigene Erkrankungen oder schwere Erkrankungen der Eltern.

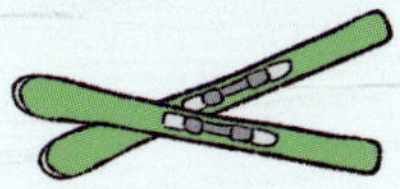

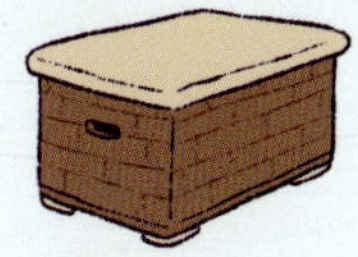

Als **Sixpack** bezeichnet man die Bauchmuskulatur, wenn sie sichtbar und nicht unter einer Fettschicht verborgen ist. Man kann dann gut sechs Muskeln erkennen.

Als **soziale Netzwerke** bezeichnet man Gruppen von Menschen oder Tieren, die sich untereinander kennen und gemeinsam Dinge tun. Meist kennen sich die Einzelnen sehr gut und vertrauen einander. Es gibt auch im Internet soziale Netzwerke, man ist befreundet oder folgt jemandem. Oft kennen sich die Einzelnen aber nicht so gut.

Speicherstoffe besitzen viele Lebewesen, um in Zeiten der Nahrungsknappheit von ihrem Speicher leben zu können. Tiere haben meist Fett, Pflanzen haben oft Kohlenhydrate wie z. B. Zucker oder Stärke als Speicherstoff.

Als **Spektrum** bezeichnet man einen bestimmten Bereich, in dem etwas passiert. Das Lichtspektrum der Sonne besteht aus unterschiedlichen Farben, du siehst sie im Regenbogen. Das Spektrum deiner Geschwindigkeit reicht vom langsamen Gehen zum schnellen Sprint.

Stärke ist ein Speicherstoff von Pflanzen. Eine Kartoffel besteht fast vollständig aus Stärke.

An den **Tag-Nacht-Rhythmus** haben sich viele Tiere und natürlich auch wir Menschen angepasst. Mit Hormonen wird das Verhalten auf die tägliche Veränderung eingestellt. Abends werden tagaktive Tiere müde, nachtaktive Tiere hingegen munter.

Die **UNESCO** ist die Organisation der Vereinten Nationen, die sich um Kultur, Bildung und Wissenschaft kümmert.

Mithilfe von **Vergleichsstudien** können Wissenschaftler*innen Unterschiede und Gemeinsamkeiten erkennen. Vergleicht man zum Beispiel die Gesundheit von Menschen, die Sport treiben, mit der von Menschen, die keinen Sport treiben, gewinnt man die wichtige Erkenntnis, dass Sport gesund ist.

Die **Weltgesundheitsorganisation WHO** ist eine Organisation der Vereinten Nationen, die sich mit dem Thema Gesundheit beschäftigt.

Das **Zwerchfell** ist eine starke Muskelschicht zwischen deiner Lunge und den Organen im Bauchraum. Es ist hauptsächlich für deine Atmung verantwortlich.

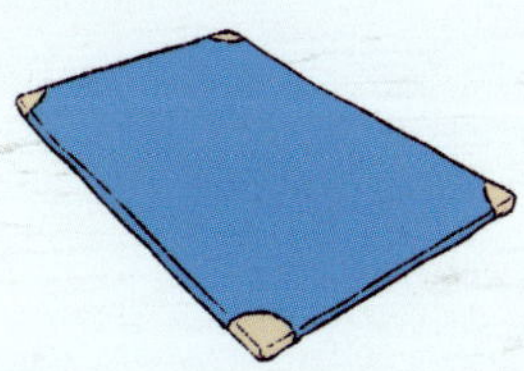

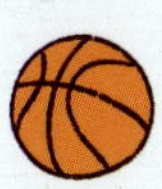

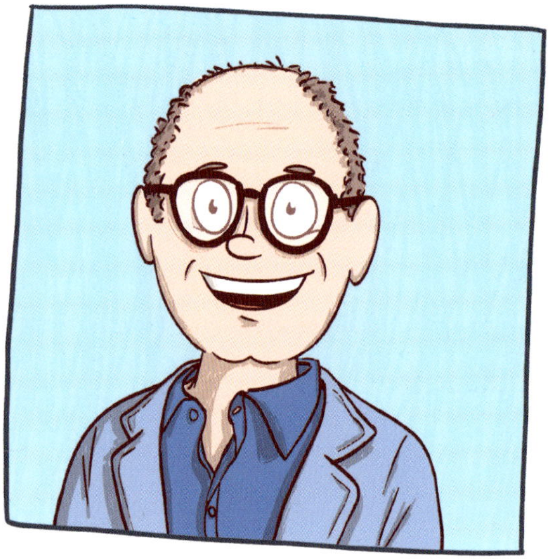

Dr. Karsten Brensing hat in Kiel Meeresbiologie studiert. Sein erstes Kinderbuch *Wie Tiere denken und fühlen* wurde mit dem „Umweltpreis der Kinder- und Jugendliteratur“ ausgezeichnet und war „Wissensbuch des Jahres“ 2019. Er hat auch als Berater für das Umweltministerium, die Europäische Kommission und für Umweltschutzorganisationen gearbeitet.

www.karsten-brensing.de

Katrin Linke hat in Göttingen und Kiel Medizin und Biologie studiert. Seit 2001 arbeitet Katrin als freie Wissenschaftsjournalistin fürs Fernsehen und produziert Beiträge für *W wie Wissen* (ARD), *Xenius* (Arte) und *Alles Wissen* (Hessischer Rundfunk).

www.katrin-linke.de

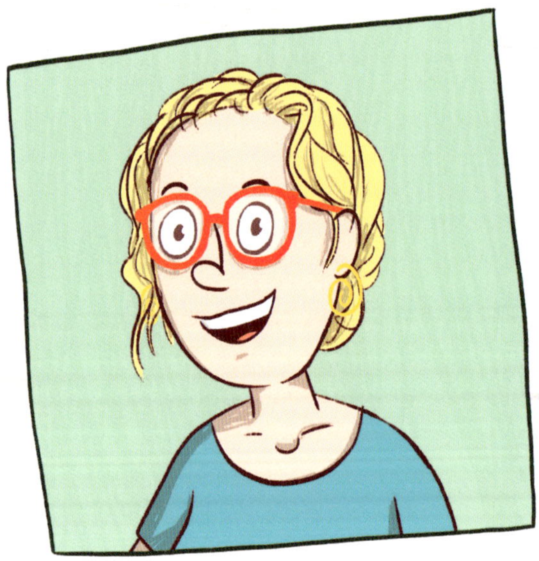

Katrin und Karsten sind verheiratet und stolze Eltern von zwei zehnjährigen Jungen. 2022 ist die Familie auf ein Segelboot gezogen und reist um die Welt.

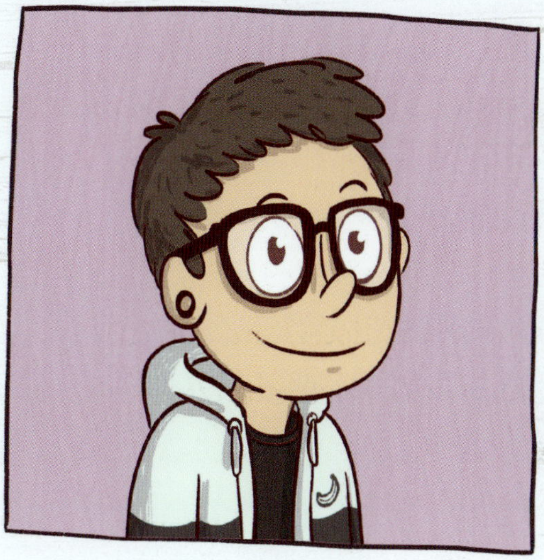

Kurzi Shortriver wurde 1983 in Ostfriesland geboren und zog nach dem Abitur nach Bremen, wo sie eine Ausbildung zur Mediengestalterin machte. Ein Illustrationsdesign-Stipendium brachte sie nach Berlin. Abseits des Zeichentisches liebt sie Karate, Siebdruck, schöne Fahrräder und Punkkonzerte.

www.shortriver.de

ISBN 978-3-7432-1388-3
1. Auflage 2023

Umschlag- und Innenillustrationen: Kurzi Shortriver
Umschlagfoto: 529541479 © Mikolaj Niemczewski, shutterstock.com
Umschlaggestaltung: Johanna Mühlbauer
Bildrecherche und Layout: Johanna Mühlbauer
Redaktion: Sabine Gschwender
Printed in the EU

www.loewe-verlag.de

BILDNACHWEIS

Shutterstock: S. 6: 1362590174 © Comeback Images; S. 9: 2006490479 © Master1305; S. 10, 11 (Hintergrund): 419376061 © Dmitry Bakulov; S. 13: 2082886363 © Prostock-studio; S. 15: 53689865 © Pefcon, 630281483 © Esteban De Armas; S. 19: 1657102840 © Anna Kraynova; S. 23: 570241147 © Okrasiuk; S. 26: 1957926694 © Viacheslav Lopatin; S. 33: 1751230460 © BAZA Production; S. 34: 2043363578 © DenisMArt; S. 37: 355672364 © Dionisvera; S. 37: 309294692 © Improvisor; S. 38, 39 (Hintergrund): 26602099 © MANDY GODBEHEAR; S. 41: 75502685 © Everett Collection; S. 48: 1175257486 © Quality Stock Arts; S. 52: 1949381575 © Nomad_Soul; S. 55: 2120984366 © feeling lucky; S. 66, 67 (Hintergrund): 1235136505 © StarlingRU; S. 69: 631048700 © Steve Bruckmann; S. 72: 1731007474 © matimix, 1702868416 © Andrey Burmakin; S. 73: 2097525517 © Sergey Neanderthalec, 523070689 © Tatjana Baibakova; S. 77: 1108870625 © De Visu, 1516594085 © Nataliia Zhekova; S. 80: 257277049 © mylisa; S. 83: 500987005 © Ground Picture; S. 85: 1318452632 © jayjued; S. 87: 2108825621 © Max kegfire; S. 88: 1492473281 © Motortion Films; S. 95: 1007047942 © Africa Studio; S. 97: 788986813 © Breck P. Kent; S. 98, 99 (Hintergrund): 174994778 © EpicStockMedia; S. 103: 2025791162 © Master1305; S. 105: 1662100522 © ORION PRODUCZION; S. 109: 55343908 © YanLev; S. 112, 113 (Hintergrund): 1397753888 © AxelRudi; S. 119: 1746321722 Sychov Serhii; S. 123: 1127452964 © Olesia Bilkei, 21477739 © ahmad.faizal; S. 125: 2151213545 © H_Ko; S.126, 127 (Hintergrund): 1438838513 © metamorworks; S. 129: 1984762553 © MilanMarkovic; S. 137: 712283239 © fizkes; S. 139: 492753190 © Boris Riaposov; S. 143: 109039202 © goodluz

Freepik: S. 8: © freepik

Andere: S. 144, 145: © Petrissa Solja; S. 146, 147: © WNT-Ceratizit; S. 148, 149: © Sarah Wellbrock; S. 42: © Sabine Gschwender

Der richtigen *Ernährung* auf der *Spur*

Kennst du den Grund, weshalb du manchmal Heißhunger auf **Süßigkeiten** hast? Wusstest du, dass **Ballaststoffe** gar keine unnötige Belastung sind, sondern so wertvoll wie Gold und Edelsteine?

Die Biologin Katrin Linke schickt uns auf Spurensuche durch unseren **Körper**. Sie enthüllt, was genau im Essen steckt und wie sich bestimmte Inhaltsstoffe auf unser **Leben** auswirken. Denn kaum etwas hat mehr positiven Einfluss auf unsere **Gesundheit** und unsere **Umwelt** als die richtige Ernährung. Und die wird mit ein paar einfachen Regeln und Rezepten kinderleicht!

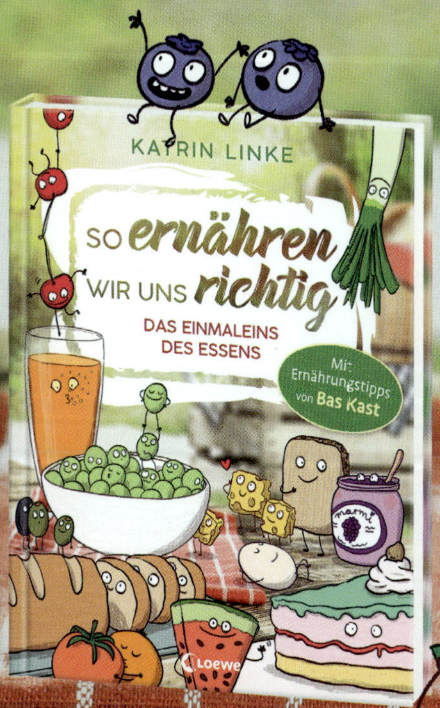

ISBN 978-3-7432-0954-1

Loewe
Das will ich lesen!